Rike Janßen · Thomas Wolff

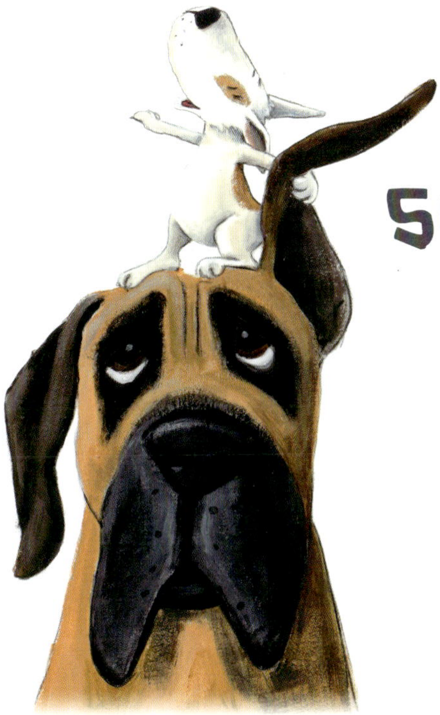

GANZ SCHÖN MUTIG?

Für Luise, die immer
so gute Ideen hat.

GANZ SCHÖN MUTIG?

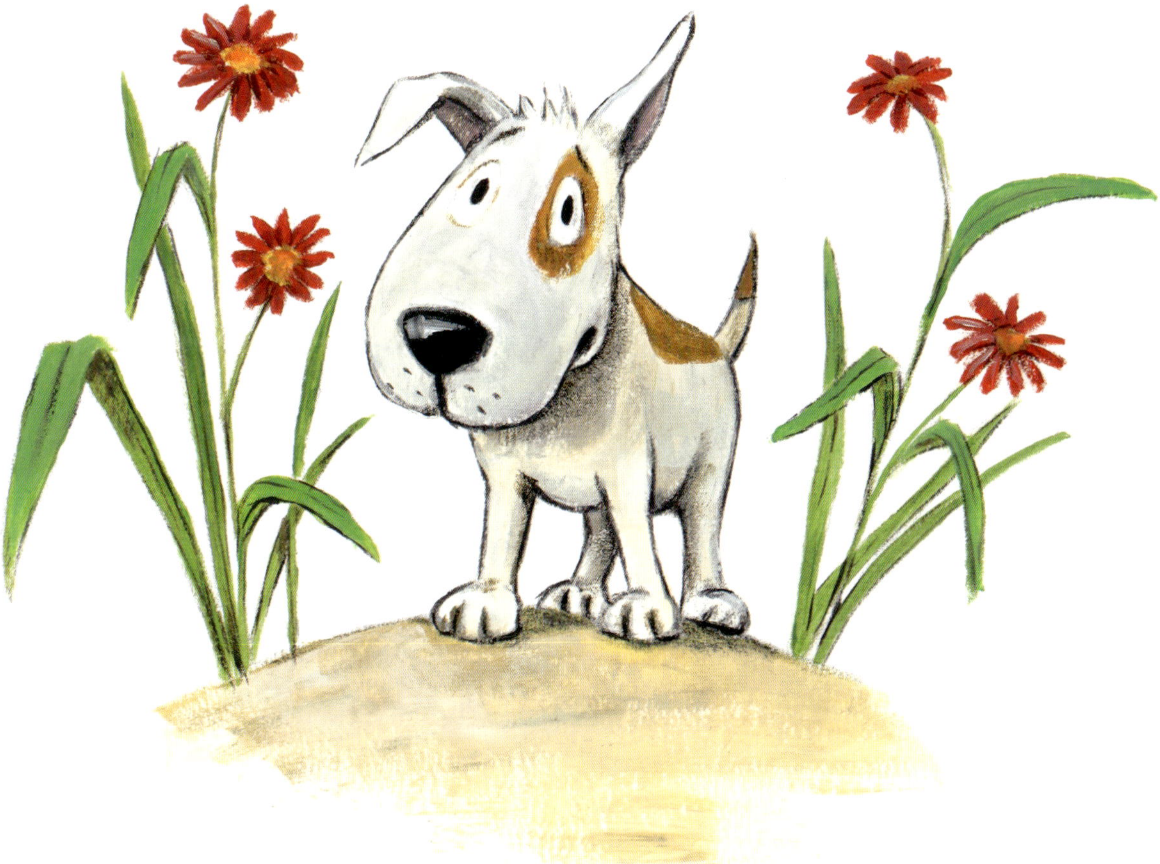

Eine Geschichte von Thomas Wolff
Mit Bildern von Rike Janßen

Ravensburger Buchverlag

Das ist Nick. Nick ist ein ungewöhnlicher Hund – zumindest ein ungewöhnlich kleiner Hund. Dass er klein ist, findet Nick nicht schlimm.

„Kleine Hunde können sich besser verstecken", sagt Nick immer. Nick hat vor gar nichts Angst! Na ja, vor fast gar nichts. Außer vielleicht, dass die kleine Maus vor ihm gar keine Maus ist, sondern vielleicht ein verwunschenes Ungeheuer, das jeden Moment riesengroß werden kann. Auch wenn das Riesenungeheuer derzeit aussieht wie eine Maus.

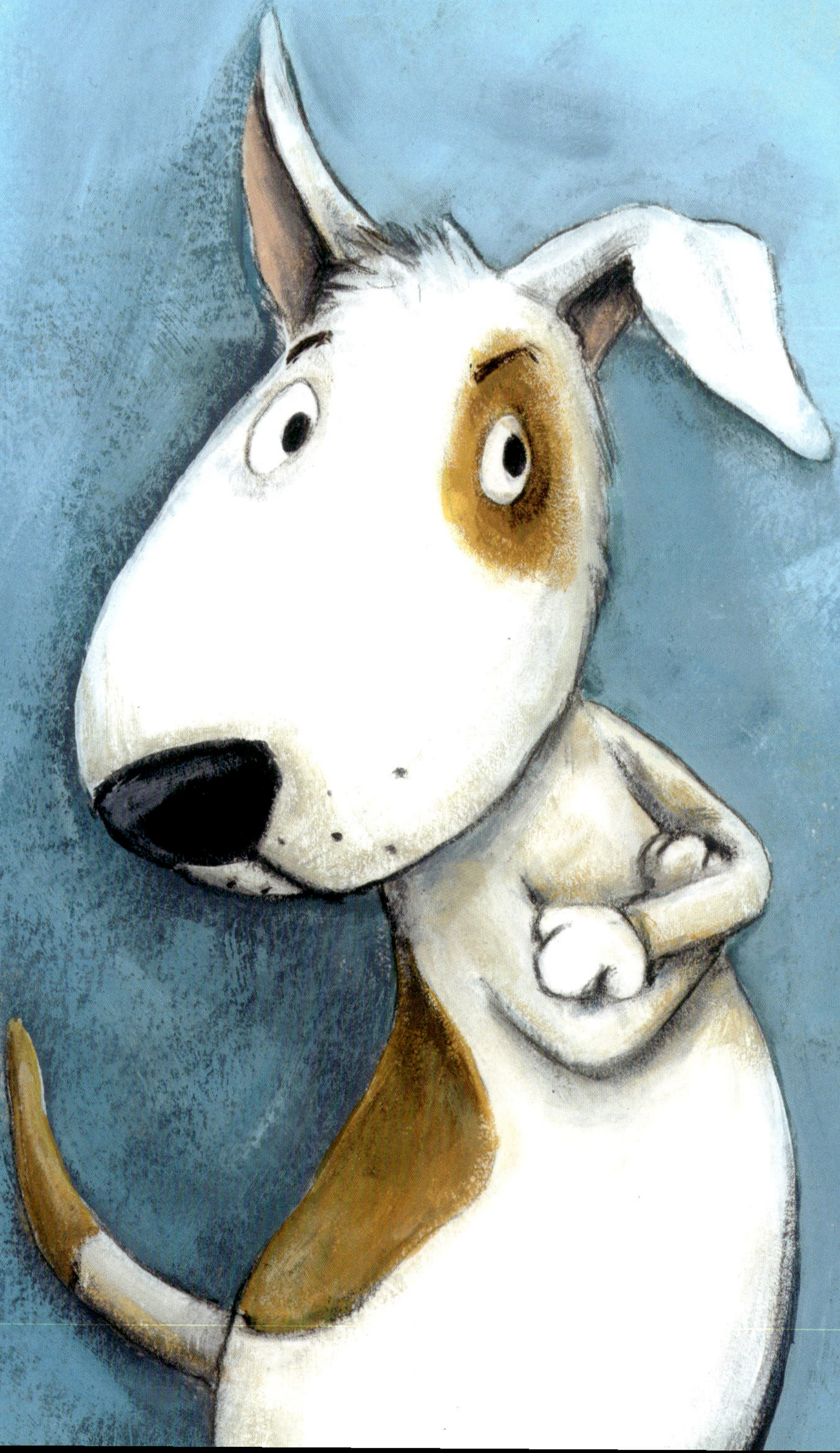

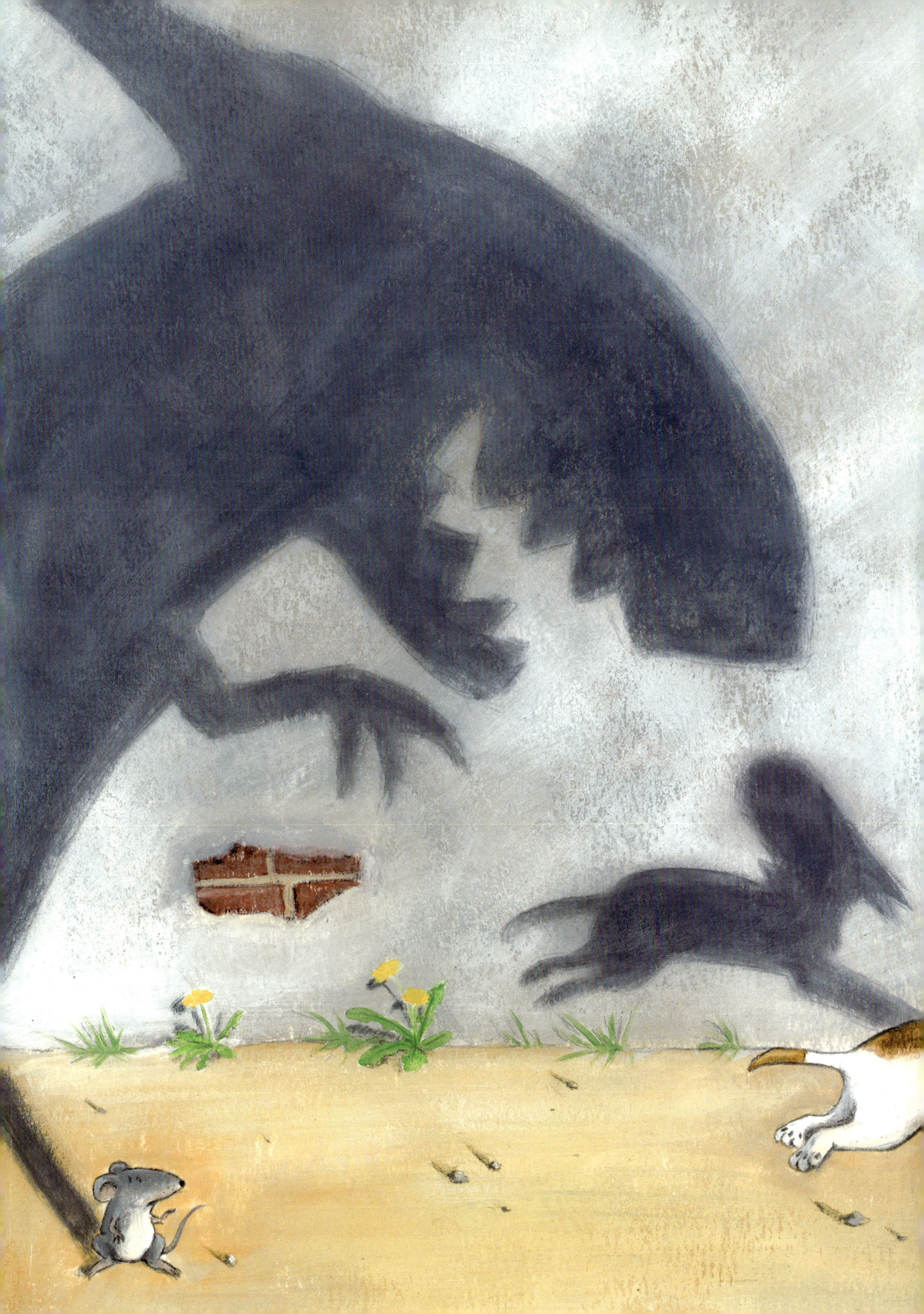

Manchmal hat Nick Angst, dass er sich ganz, ganz schlimm an einem Grashalm verletzt. Oder – noch schlimmer – dass ihm ein Marienkäfer auf den Kopf fallen könnte. Aber sonst hat er vor fast gar nichts Angst.
Na ja, das ist ein bisschen geflunkert:
Eigentlich hat Nick vor ALLEM Angst!

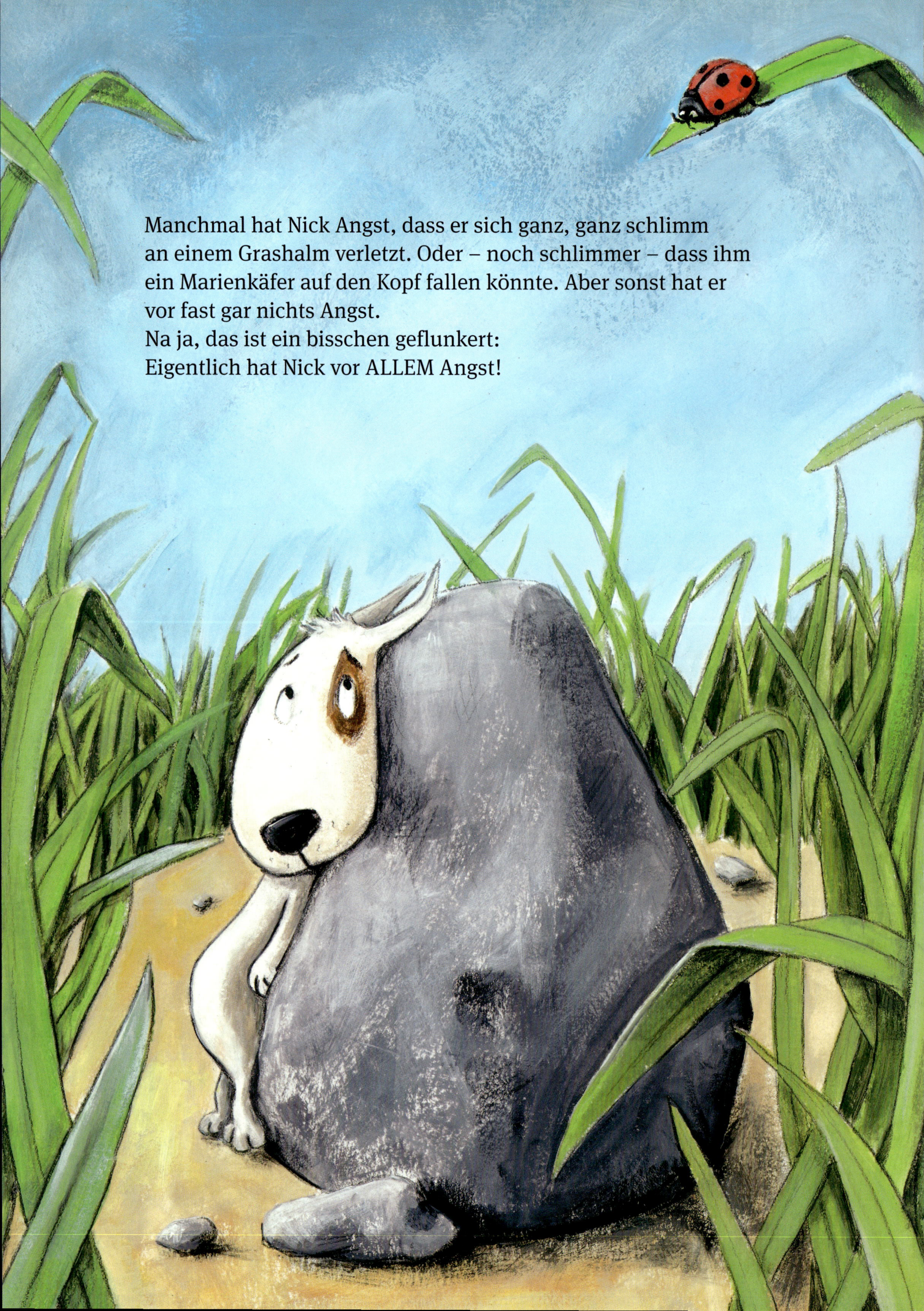

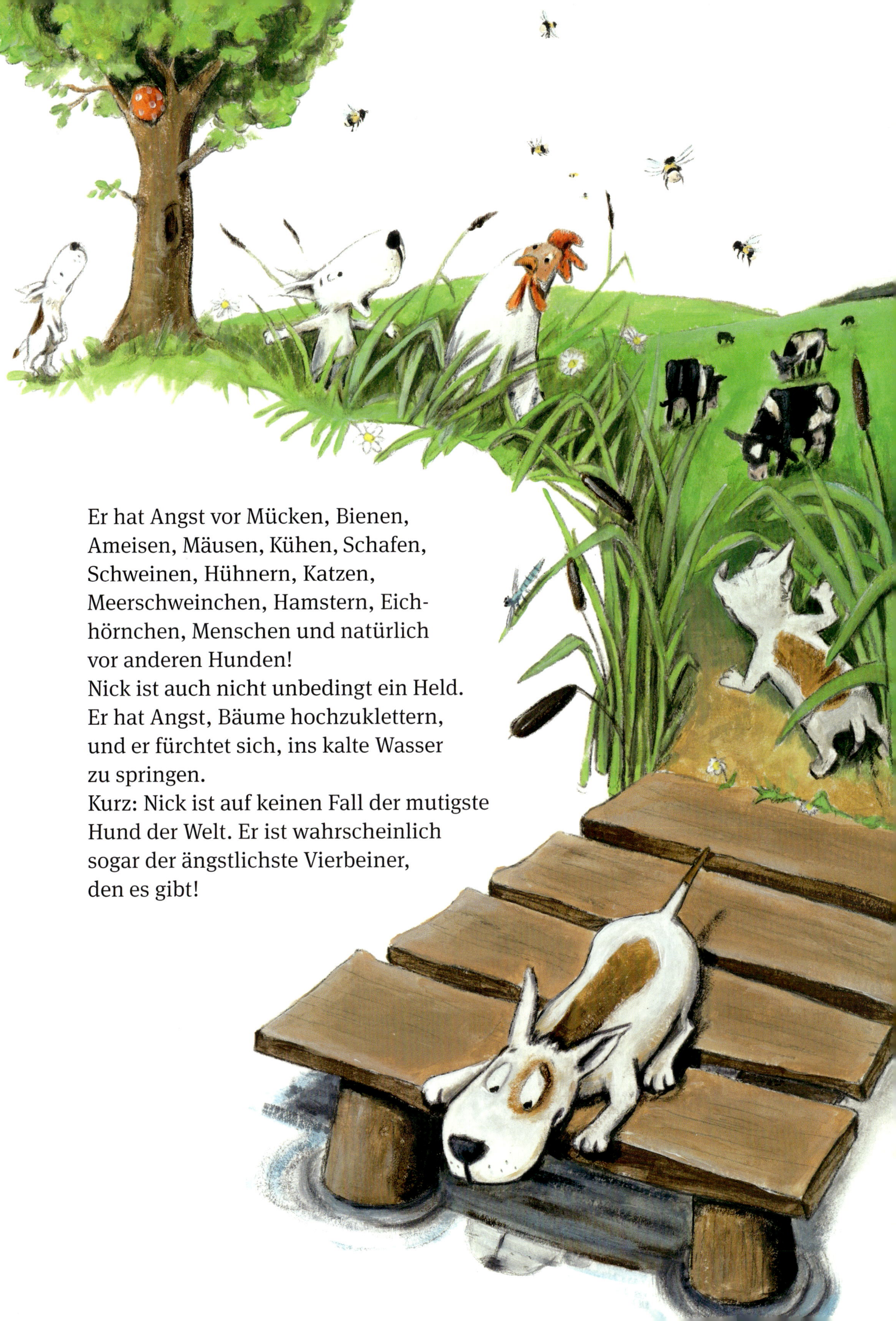

Er hat Angst vor Mücken, Bienen, Ameisen, Mäusen, Kühen, Schafen, Schweinen, Hühnern, Katzen, Meerschweinchen, Hamstern, Eichhörnchen, Menschen und natürlich vor anderen Hunden!
Nick ist auch nicht unbedingt ein Held. Er hat Angst, Bäume hochzuklettern, und er fürchtet sich, ins kalte Wasser zu springen.
Kurz: Nick ist auf keinen Fall der mutigste Hund der Welt. Er ist wahrscheinlich sogar der ängstlichste Vierbeiner, den es gibt!

Eines Tages flüchtet Nick vor einer Ameise – die ihn vermutlich gar nicht bemerkt hat – und rennt geradewegs auf Bully zu, Bully, die Dogge. Bully ist der wahrscheinlich größte Hund aller Zeiten. Noch nie hat jemand mit Bully geredet, denn Bully ist gefährlich. Das weiß jeder. Zumindest sagt das jeder.
Nick kann gerade noch bremsen. Fast hätte er Bully umgerannt – na ja – sagen wir es so: Er wäre fast gegen Bully gerannt und dann wahrscheinlich ohnmächtig geworden.

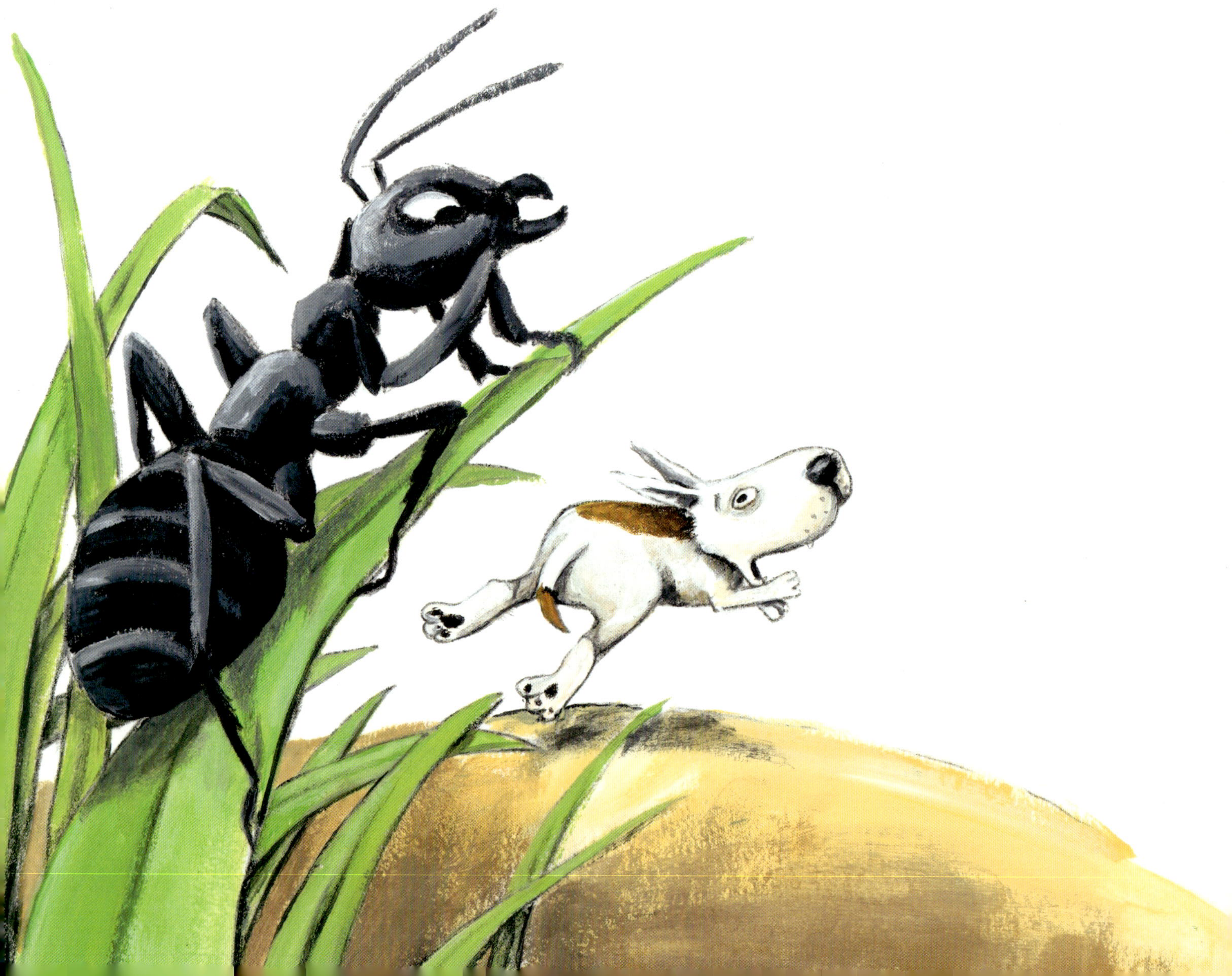

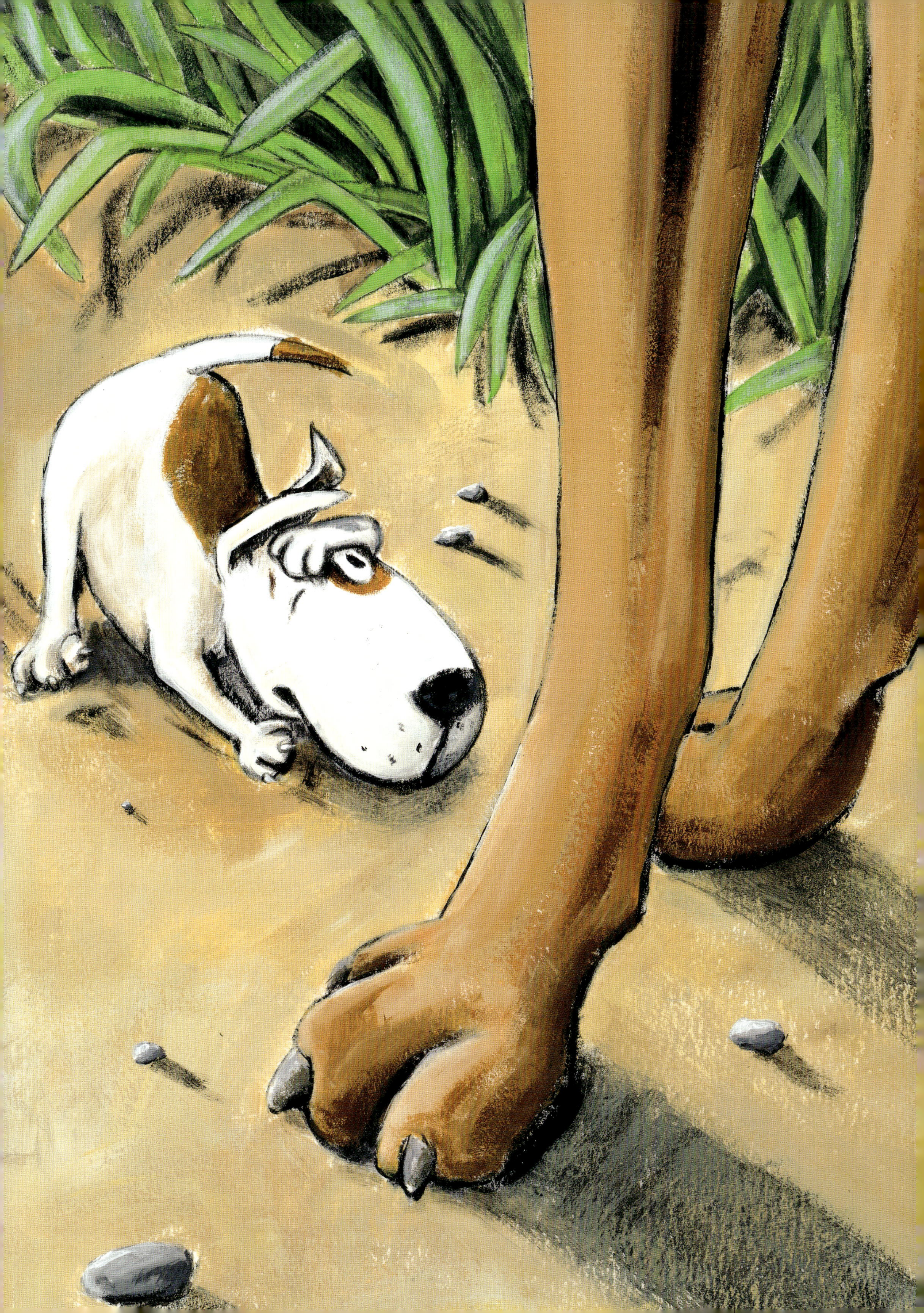

Aber nun kann Nick gar nichts mehr tun. Er kann nicht mal mehr wegrennen. Er kann sich auch nicht mehr verstecken. Er kann nur noch auf den riesigen Hund starren und in Ehrfurcht und völliger Angst unbeweglich stehen bleiben.
Bully guckt von oben auf Nick, Nick guckt ängstlich von unten hoch zu Bully.
„Endlich mal einer, der nicht vor mir wegläuft", sagt Bully.
„W-w-w-w-warum s-s-s-s-s-s-sollte ich weglaufen?", stottert Nick.
„Na, weil ganz viele Tiere vor mir Angst haben. Weil ich doch recht groß bin", antwortet Bully.
„Recht groß ist etwas harmlos ausgedrückt", sagt Nick nun schon etwas selbstsicherer.
„Du bist das größte Tier, das ich je gesehen habe."

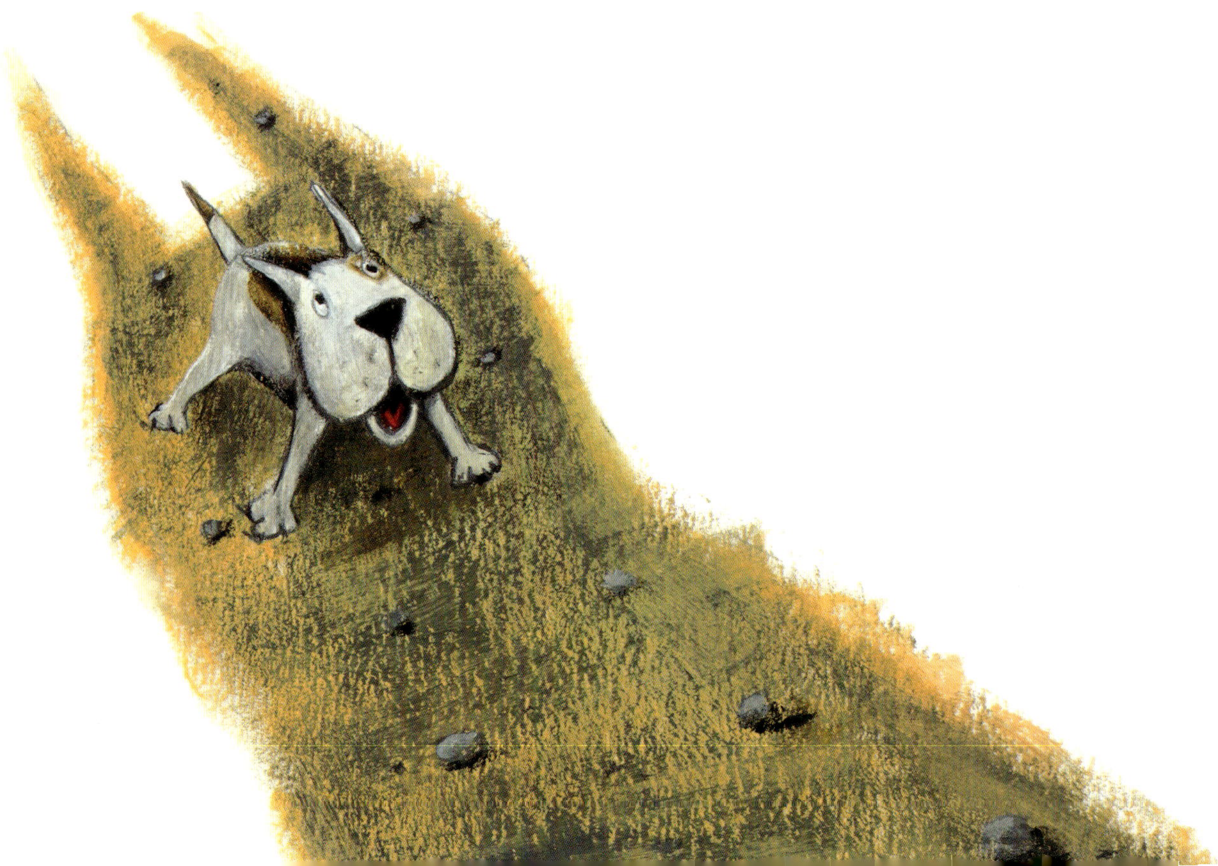

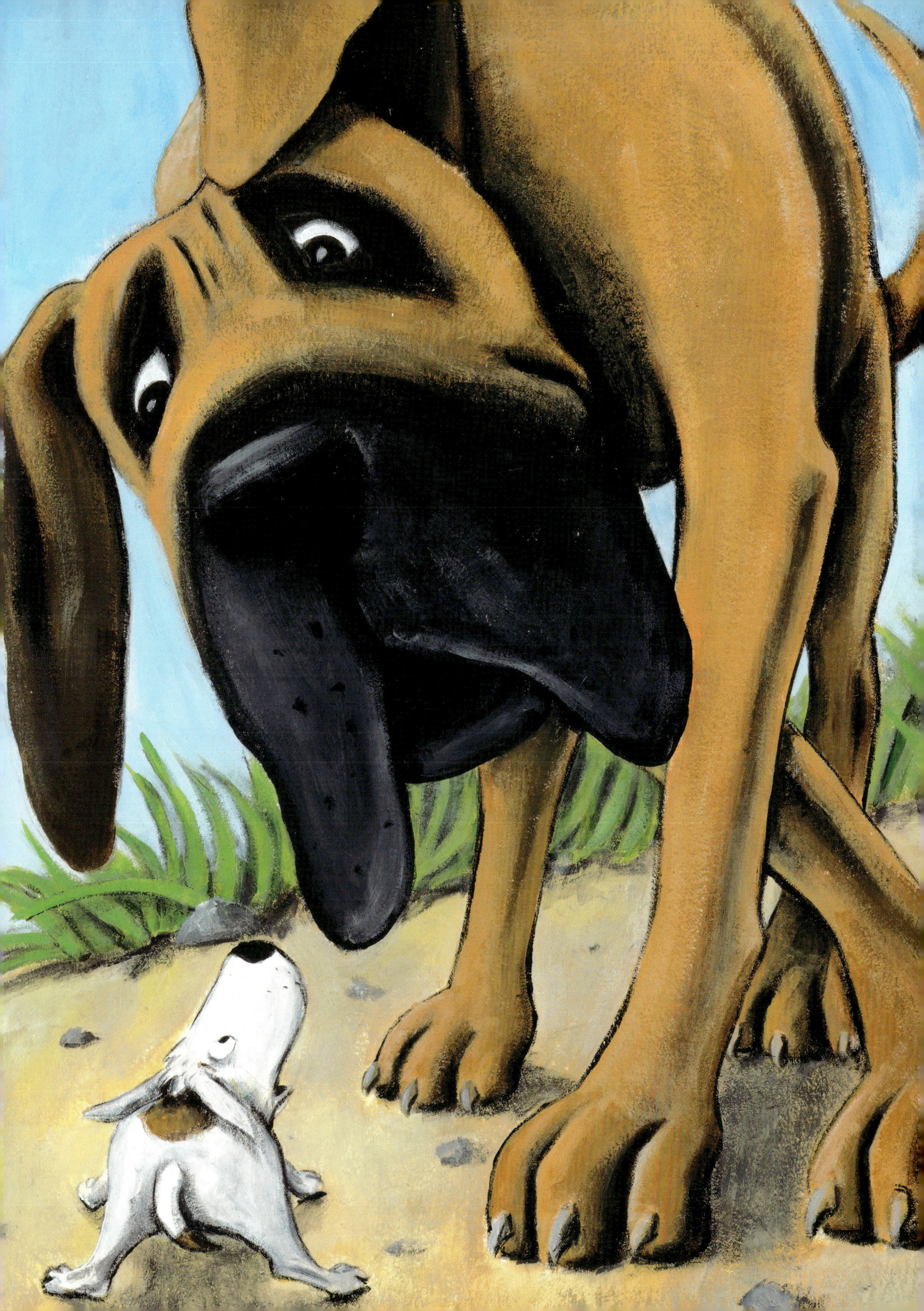

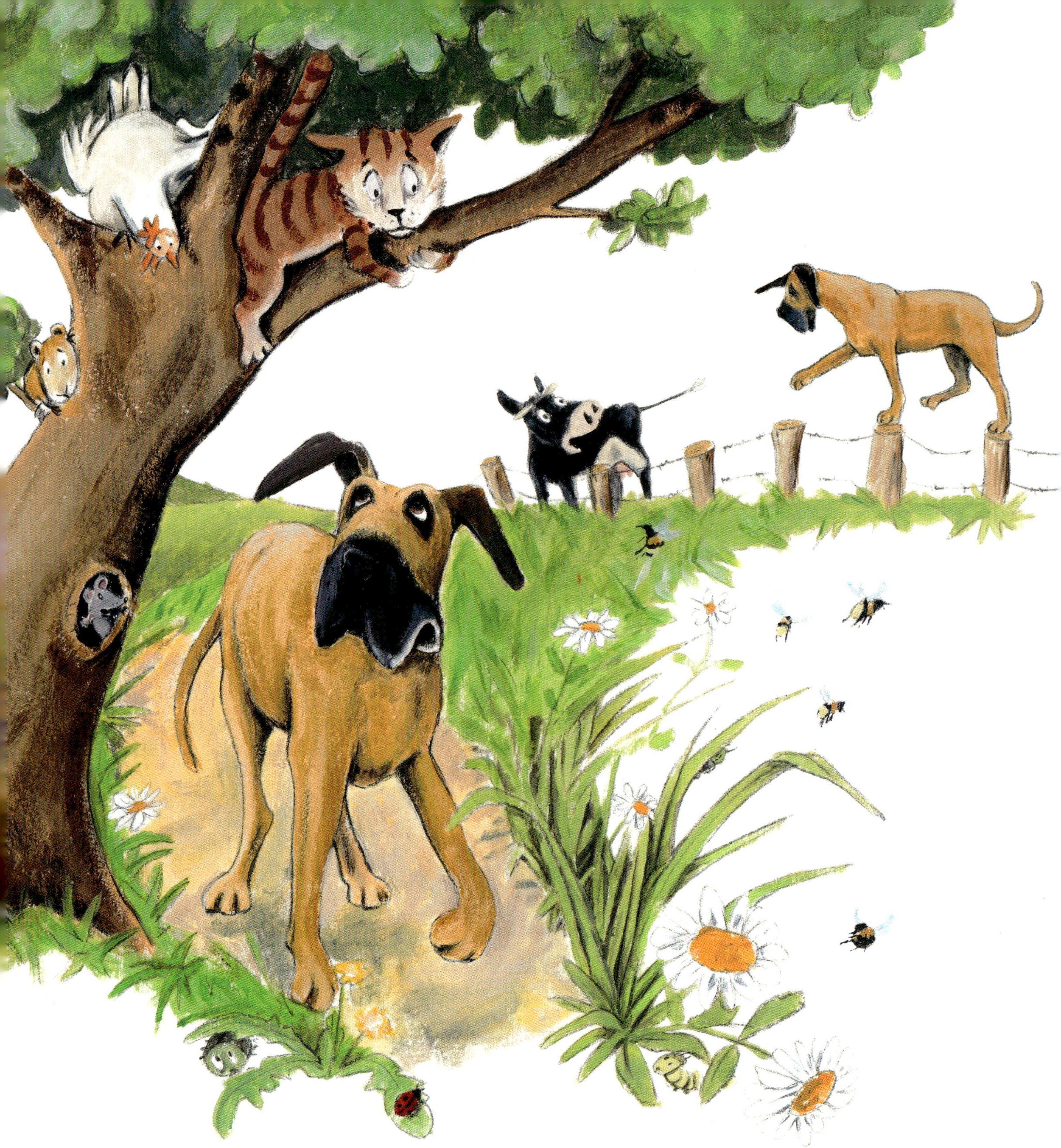

Das stimmt. Bully ist ein riesiger Hund. Und im Gegensatz zu Nick hat Bully fast nie Angst. Bully hat völlig andere Sorgen: Bully hat keine Freunde – weil alle Tiere Angst vor ihm haben. Dabei ist er zwar stark wie vier Bären und groß wie eine kleine Kuh, aber er ist eine sehr friedliche Dogge. Das weiß nur keiner. Und deshalb ist er ziemlich allein.

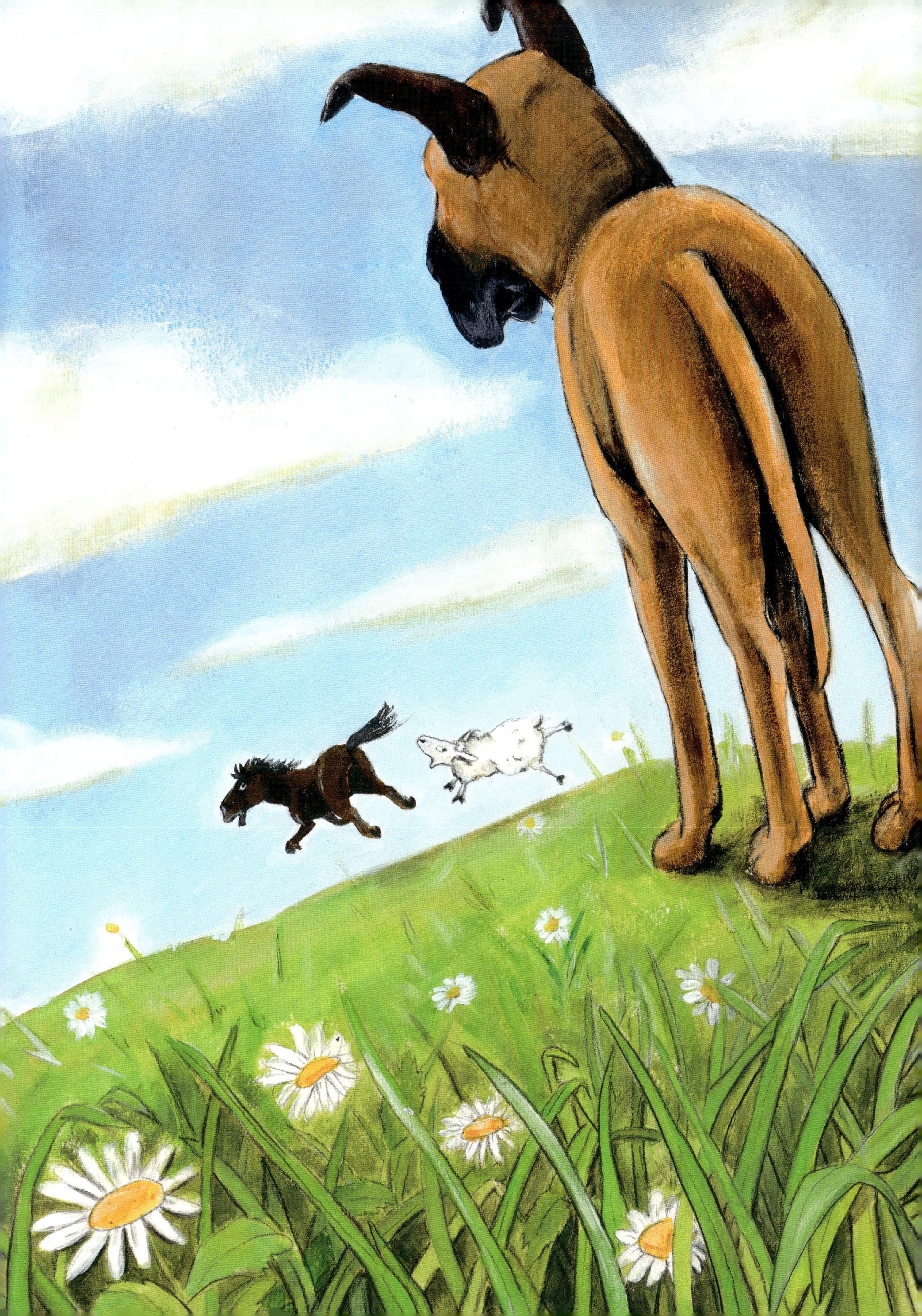

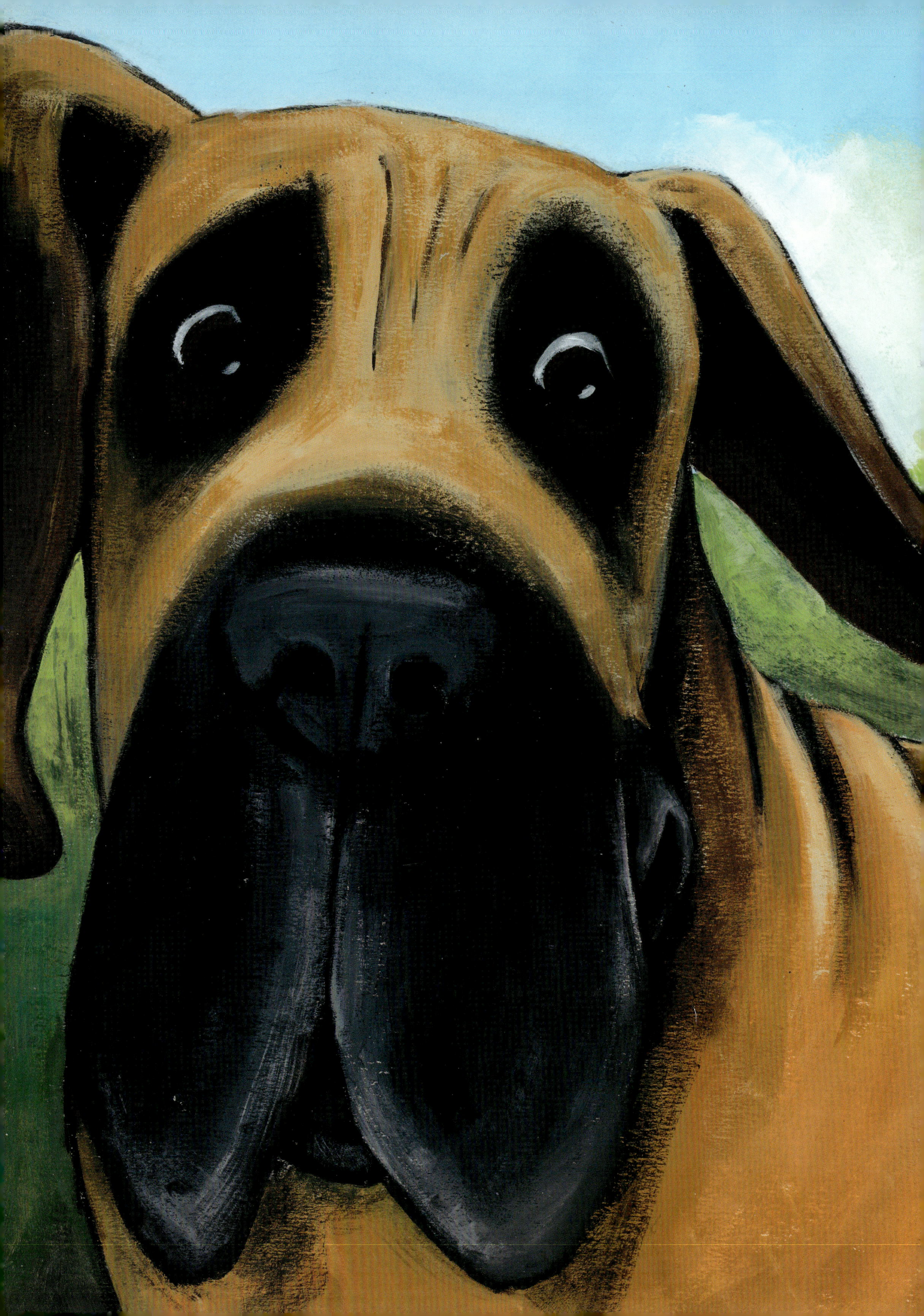

Was für ein mutiger kleiner Kerl, denkt sich Bully. Denn Bully hat gar nicht gemerkt, dass Nick nicht weglaufen konnte – gewollt hätte er schon.
„Sag mal“, fragt Bully, „hast du Lust, auf mir zu reiten?“
Nick traut sich nicht zu sagen, dass er Höhenangst hat – obwohl Nick das nicht genau weiß, denn er ist schließlich vor lauter Angst vor Höhenangst noch nie irgendwo hochgeklettert. Aber da er sich nicht traut Nein zu sagen, sagt er zu Bully: „Wenn du willst“, und klettert vorsichtig auf Bullys Rücken.

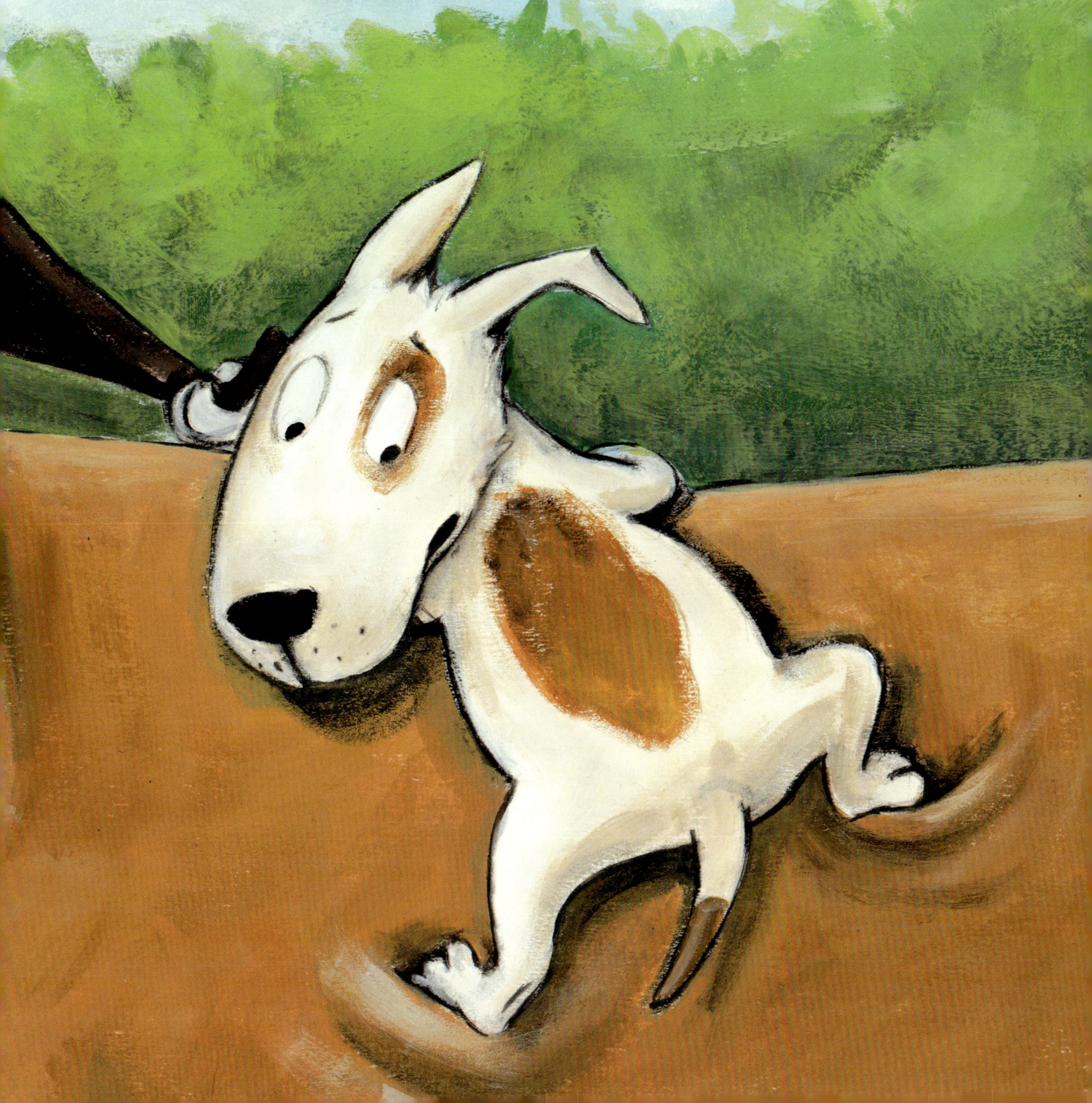

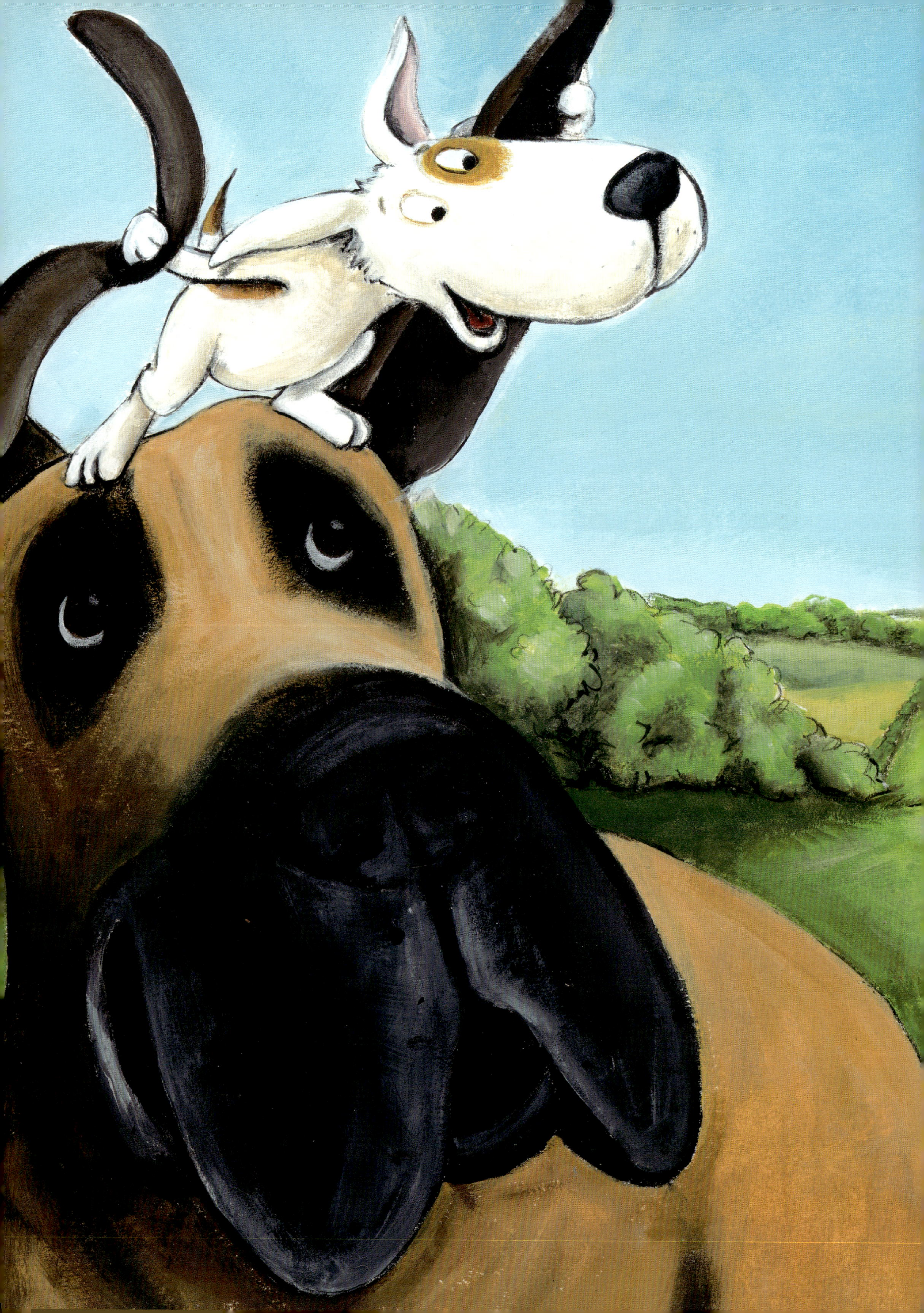

Oben angekommen, hält Nick sich an den Ohren fest, damit er nicht herunterfällt und schaut ängstlich nach unten. Waaaaaaaaahnsinn, denkt Nick und sagt: „Wau!“
So weit konnte Nick noch nie gucken. So groß hat er sich noch nie gefühlt. Er reitet auf dem gefährlichsten Tier der Welt! Hier kann ihm nichts passieren. Und auch Bully ist glücklich. Zum ersten Mal hat er jemanden zum Reden. Jemanden, der nicht vor ihm wegrennt. Die beiden spazieren fast zwei Stunden durch die Gegend und erzählen, lachen und beginnen, echte Freunde zu werden.

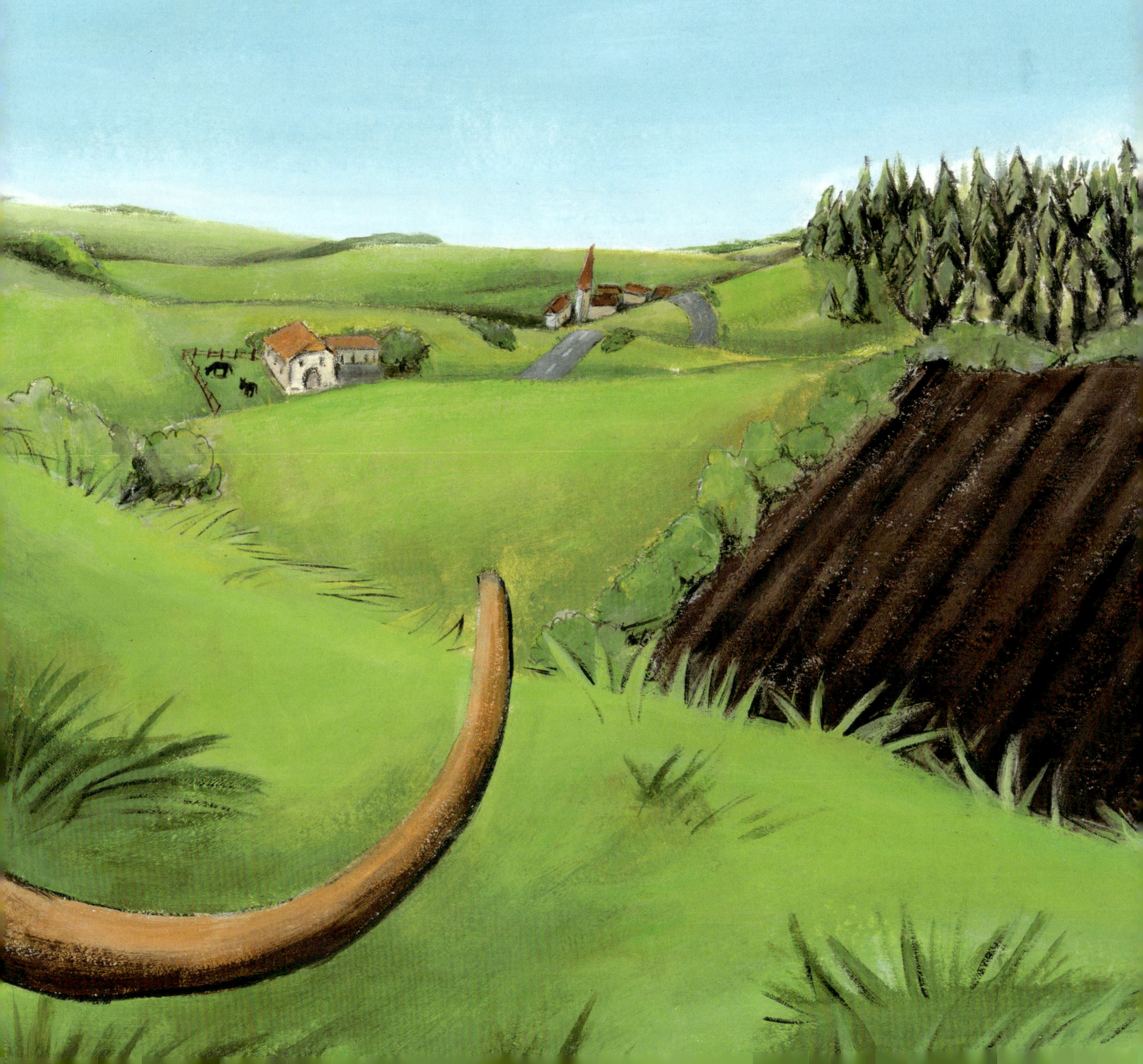

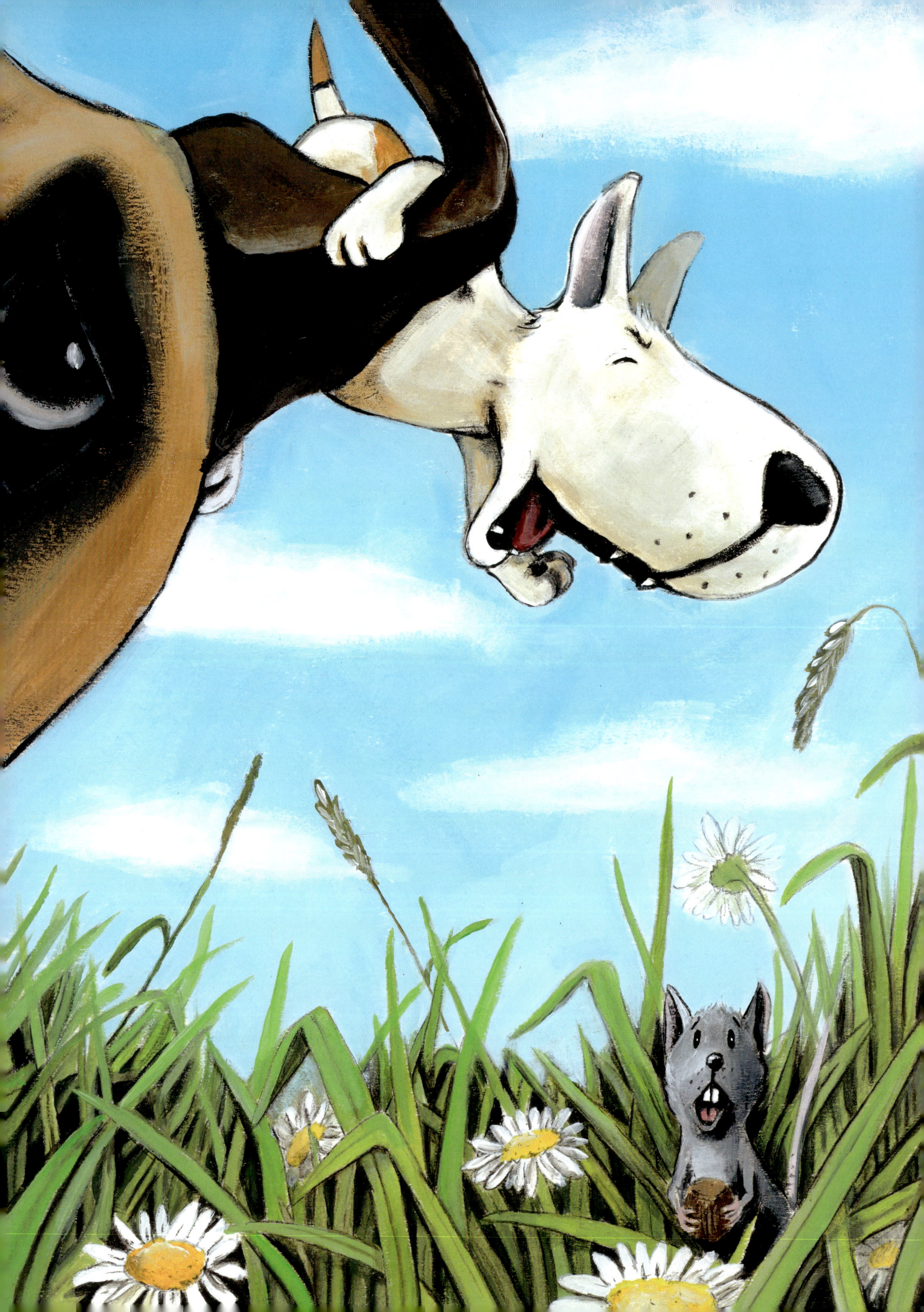

Die nächsten Tage verbringen Bully und Nick gemeinsam. Bully rennt – Nick reitet auf Bullys Rücken. Und Nick hat vor nichts mehr Angst. Mit diesem Freund! Angst? Das wäre doch gelacht! Nick wird plötzlich sogar extrem mutig. „Feiger Knirps!“, ruft er Melanie, der Feldmaus, zu. Und die rennt natürlich, so schnell es geht, weg. Denn sie hat Bully gesehen und bekommt wahnsinnige Angst.
Nick findet das witzig. Bully nicht.

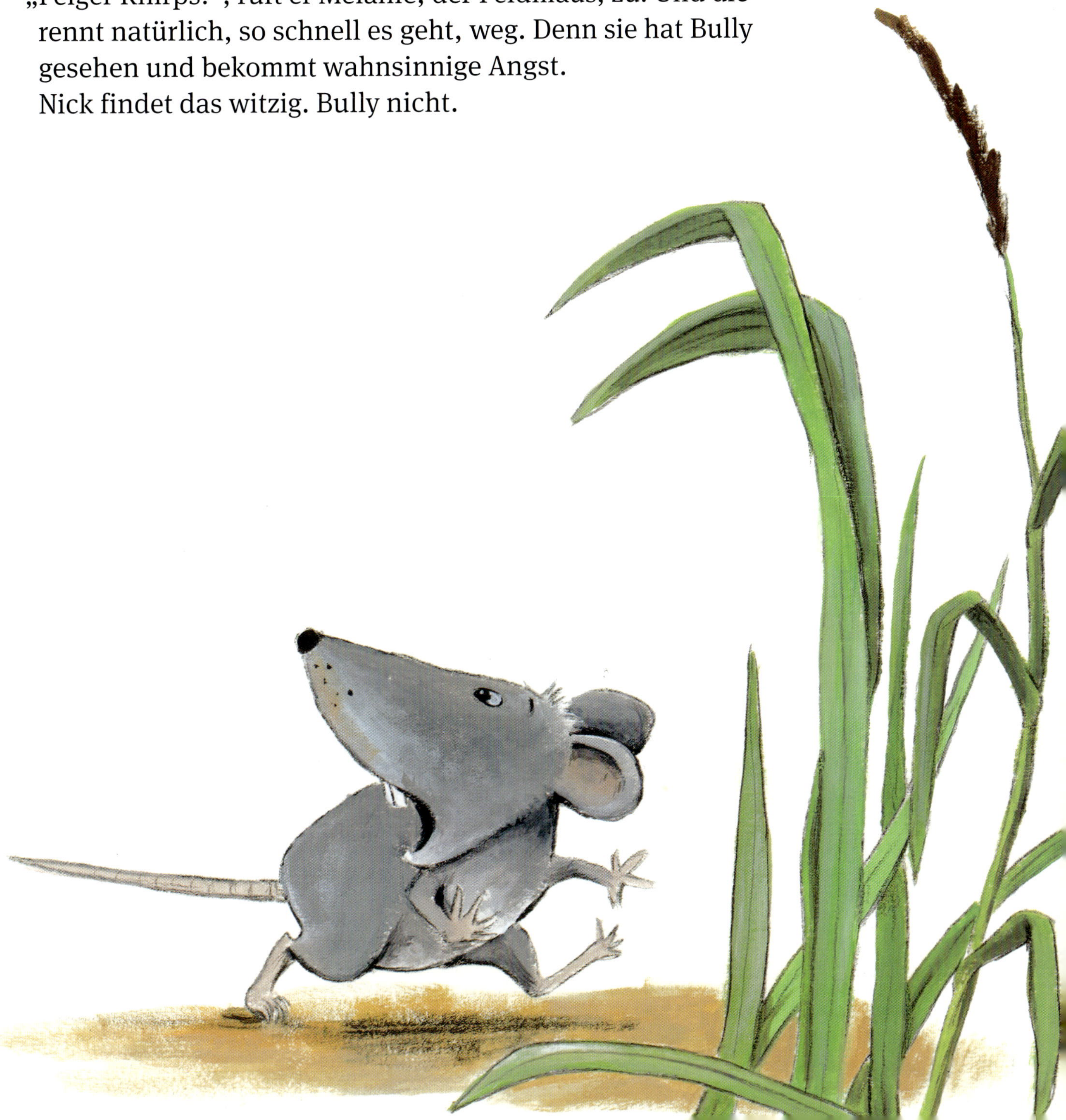

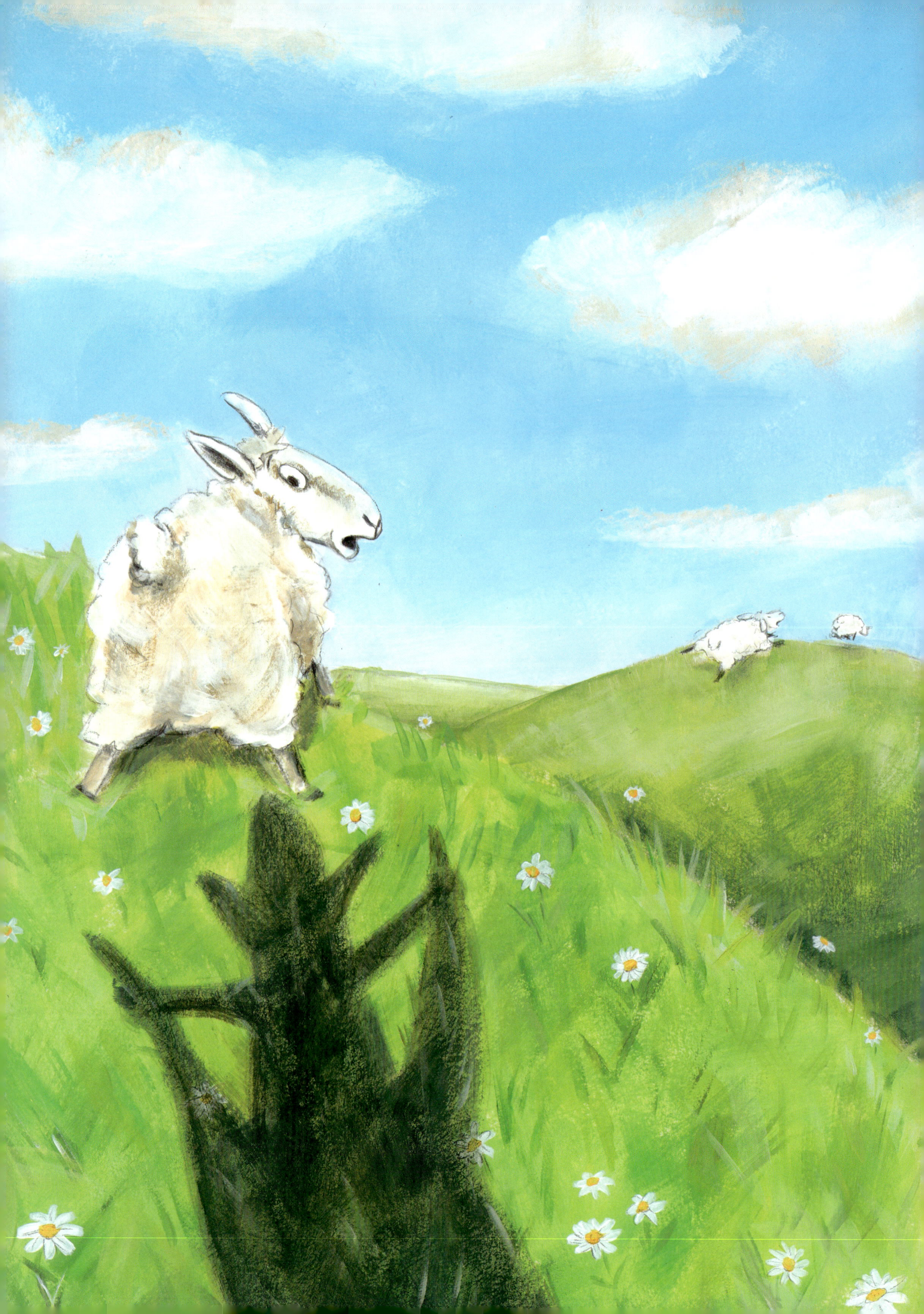

„Buh!“, ruft Nick in Richtung Karl, dem Schaf. Karl hat Nick und Bully nicht kommen sehen. Nachdem Nick „Buh“ gerufen hat, dreht er sich erschreckt um, sieht Bully und rennt weg. Er rennt und rennt und rennt, so schnell er nur kann.

„Ich bin der Mutigste! Ich bin so verdammt mutig!“, ruft Nick und fängt an zu lachen. Bully lacht nicht.

„Hast du den Feigling gesehen?“, prustet Nick.

„Ja“, antwortet Bully traurig.

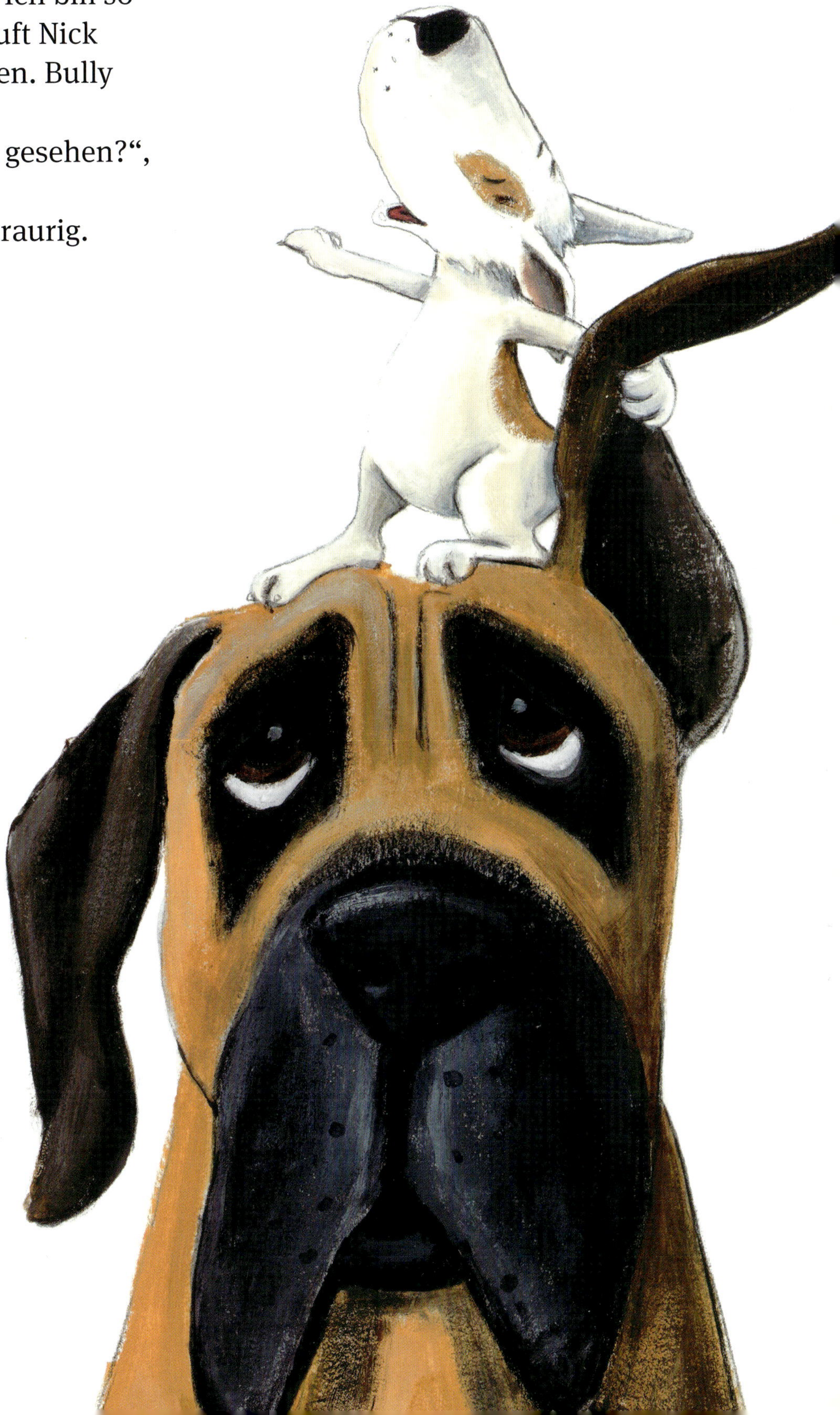

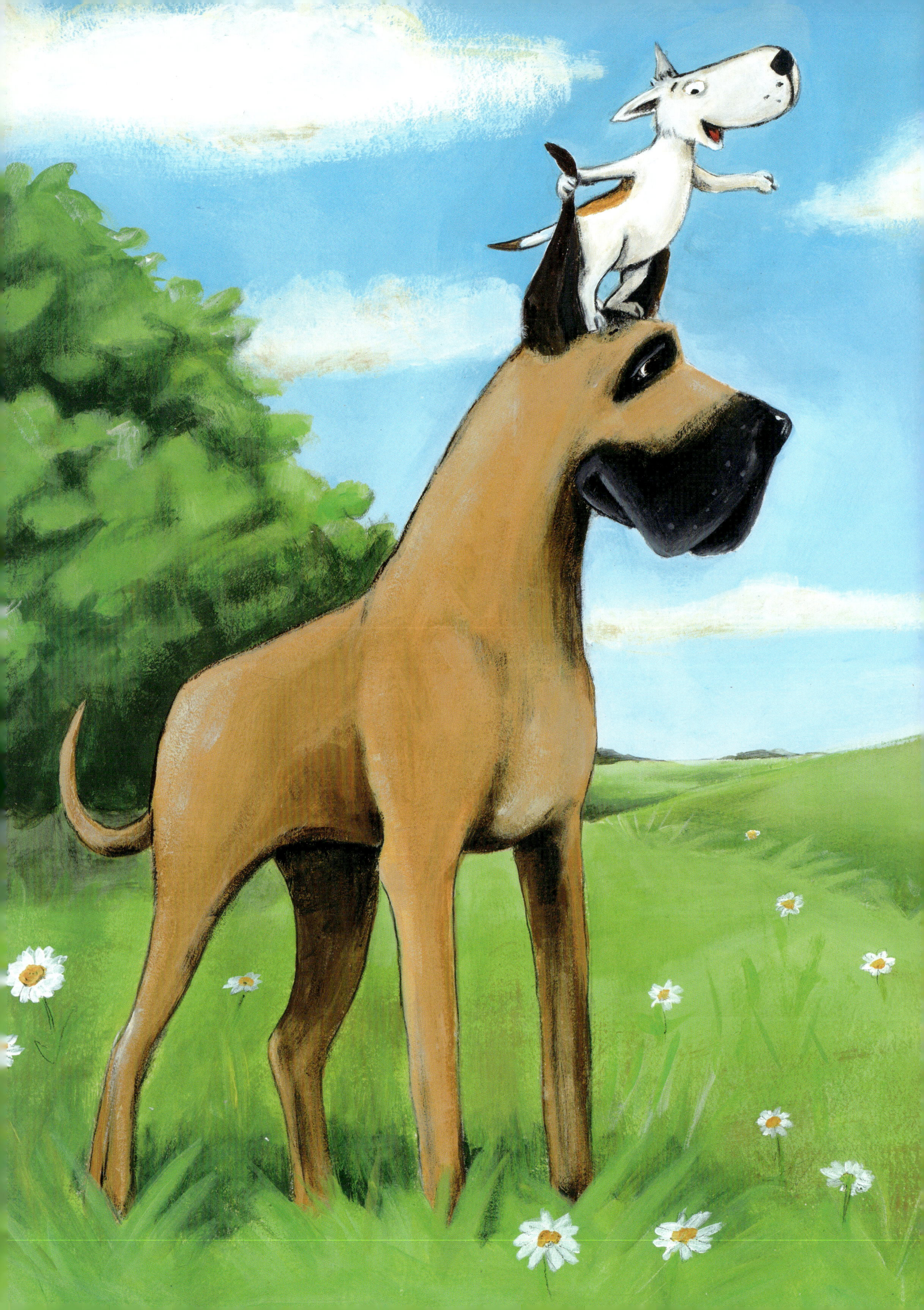

Karl ist schon nicht mehr zu sehen. Er ist bis zum Badesee gerannt. Zu dem See will nun auch Bully laufen. Da war Nick noch nie – schließlich hat er Angst vorm Schwimmen und vor kaltem Wasser. Und wer Angst vorm Schwimmen hat, geht natürlich nicht zum Badesee. Aber gemeinsam mit Bully hat er vor nichts Angst.

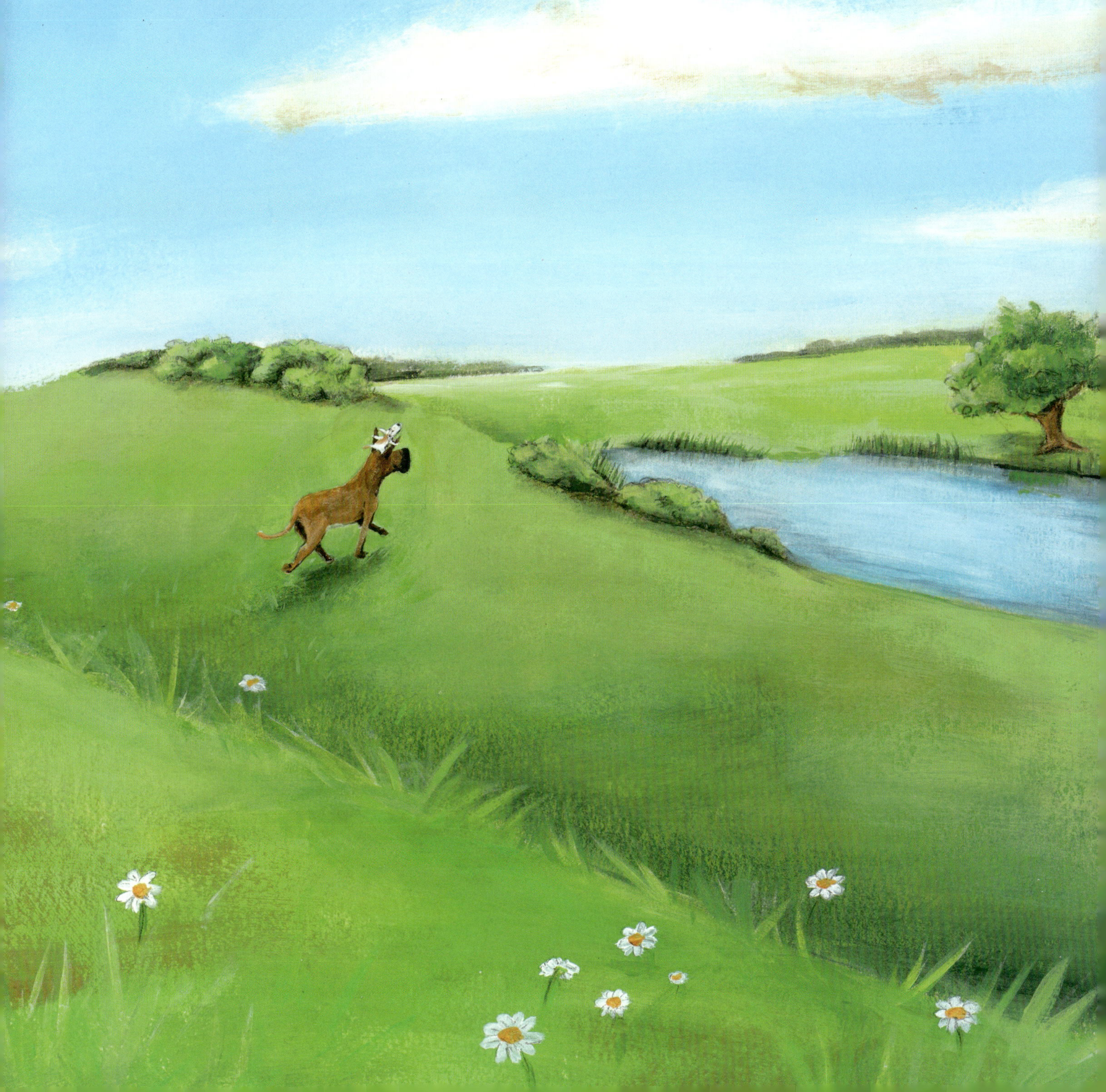

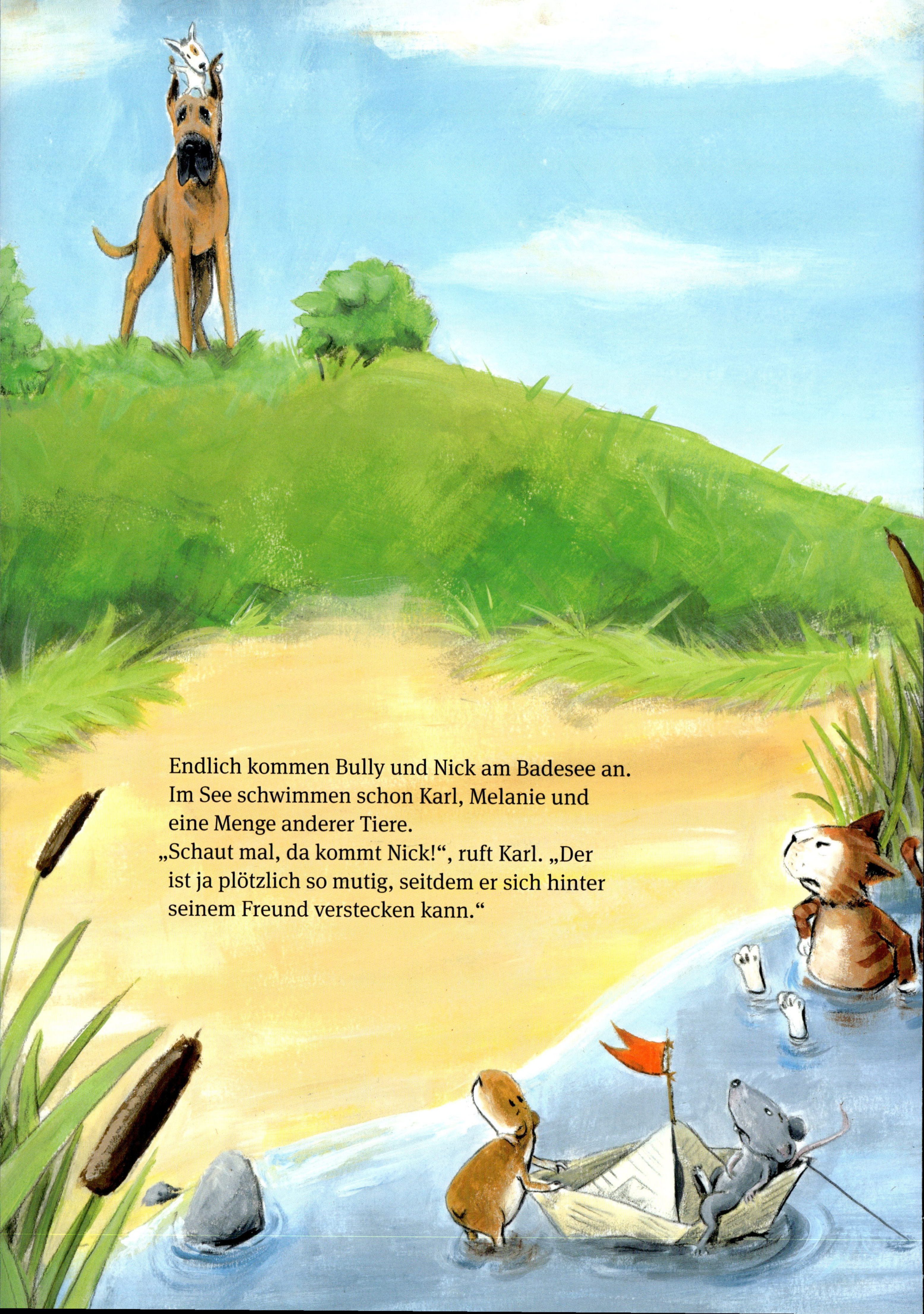

Endlich kommen Bully und Nick am Badesee an.
Im See schwimmen schon Karl, Melanie und
eine Menge anderer Tiere.
„Schaut mal, da kommt Nick!“, ruft Karl. „Der
ist ja plötzlich so mutig, seitdem er sich hinter
seinem Freund verstecken kann.“

Die Tiere gucken Nick grimmig an.
„Von wegen mutig“, sagt Melanie, die Feldmaus. „Nick weiß ja, dass wir alle Angst vor Bully haben.“
Doch Karl weiß auch, dass Nick Angst hat, ins kalte Wasser zu springen. Deshalb sagt er: „Wenn du so mutig bist, Nick, dann komm doch mal ins Wasser.“

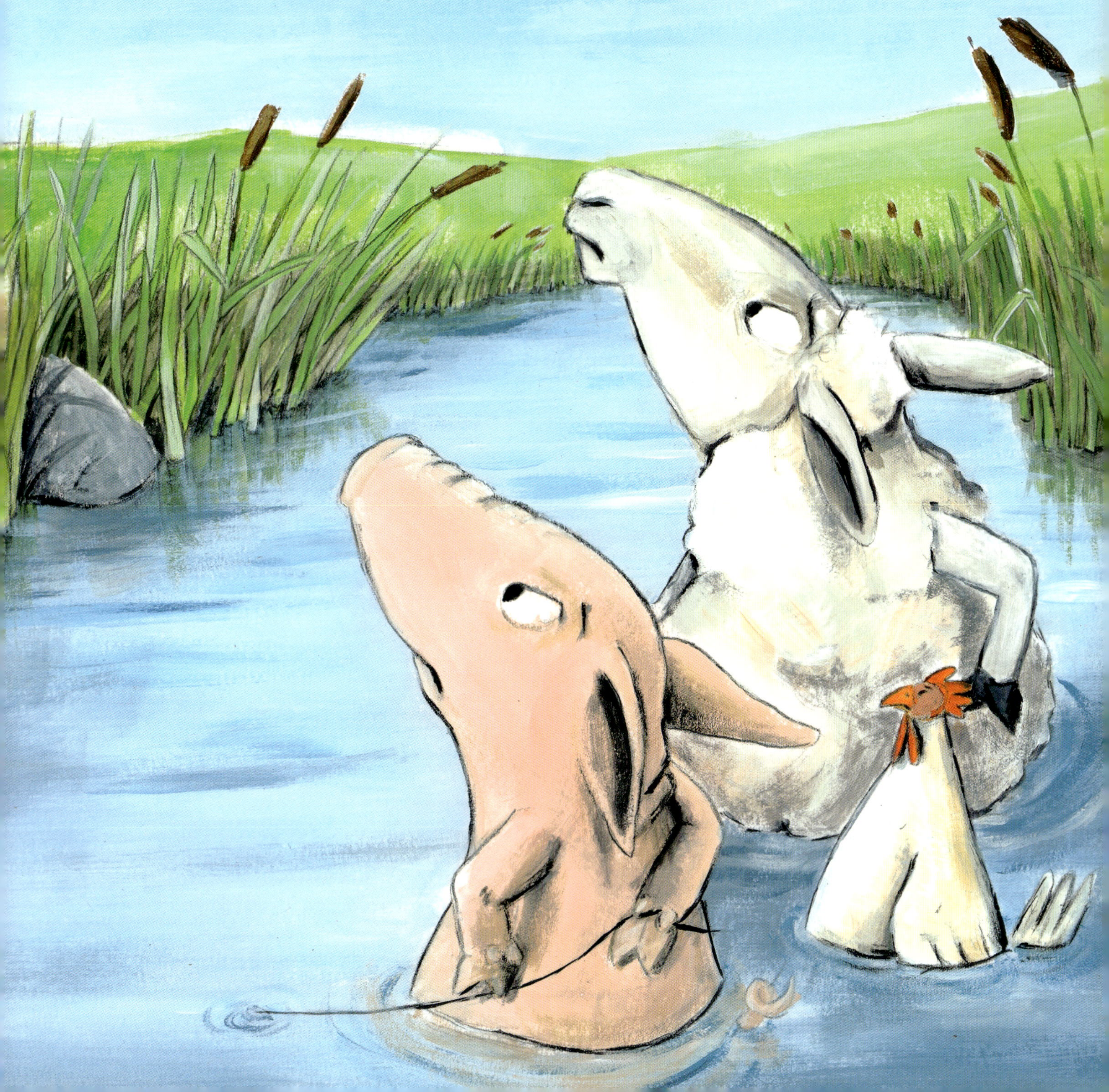

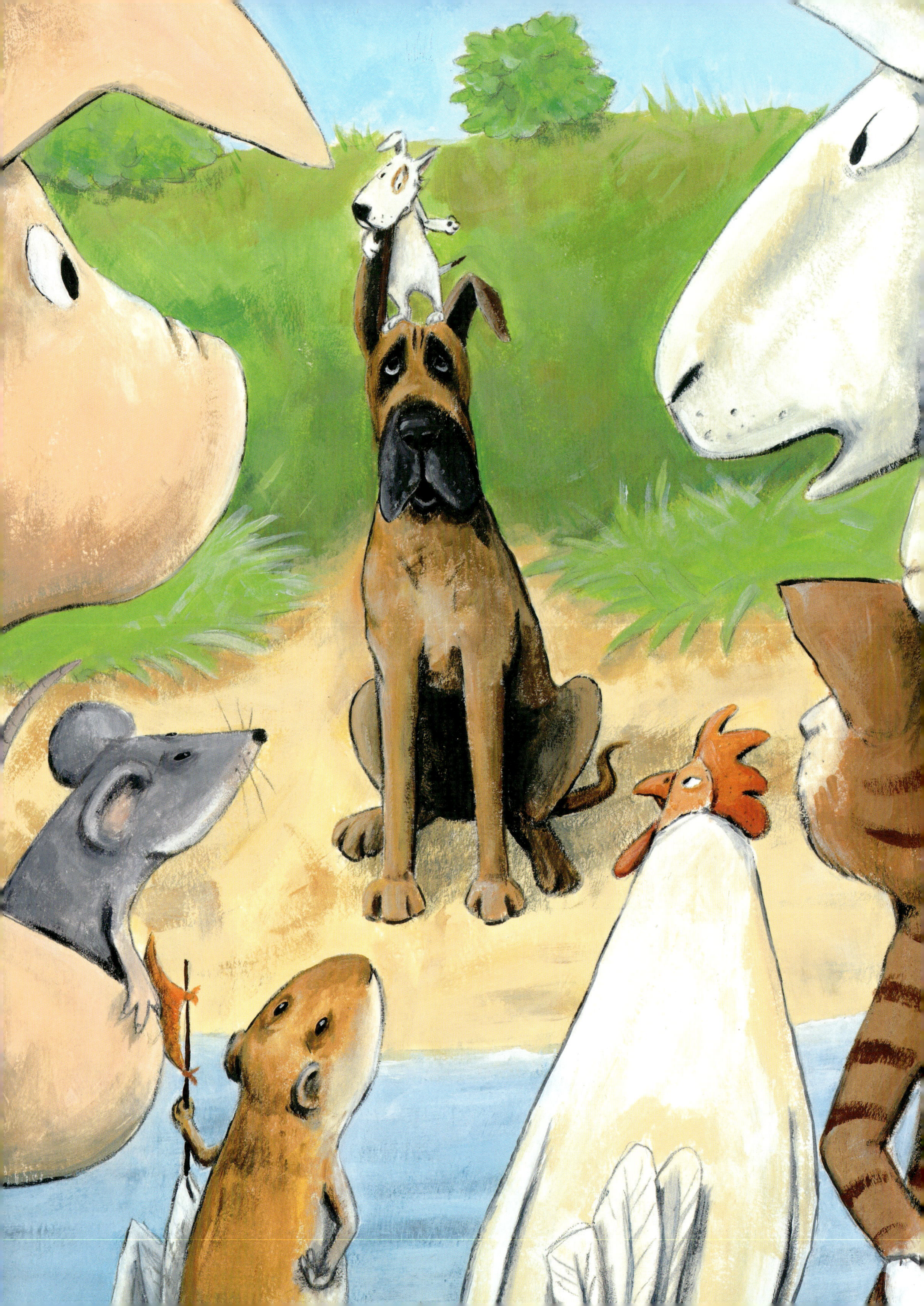

Nick flüstert Bully zu: „Gehen wir?"
Doch Bully geht nicht. Denn Bully kann nicht schwimmen.
„Geht nicht", flüstert Bully. „Ich kann nicht schwimmen."
Alle gucken Nick an. Nick schluckt. Was soll er tun? Diesmal kann ihm Bully nicht helfen.
Alle warten. Nick würde sich am liebsten in Luft auflösen.
Dann nimmt er allen Mut zusammen und sagt: „Ich habe Angst vor dem kalten Wasser."
Alle sind still. Alle gucken nur auf Nick.
Dann sagt Karl: „Das ist aber ganz schön mutig, das zuzugeben!"
Auf einmal nicken alle zustimmend. „Stimmt." – „Recht hat er!" – „Ganz schön mutig!", sagen die Tiere und schauen Nick anerkennend an.

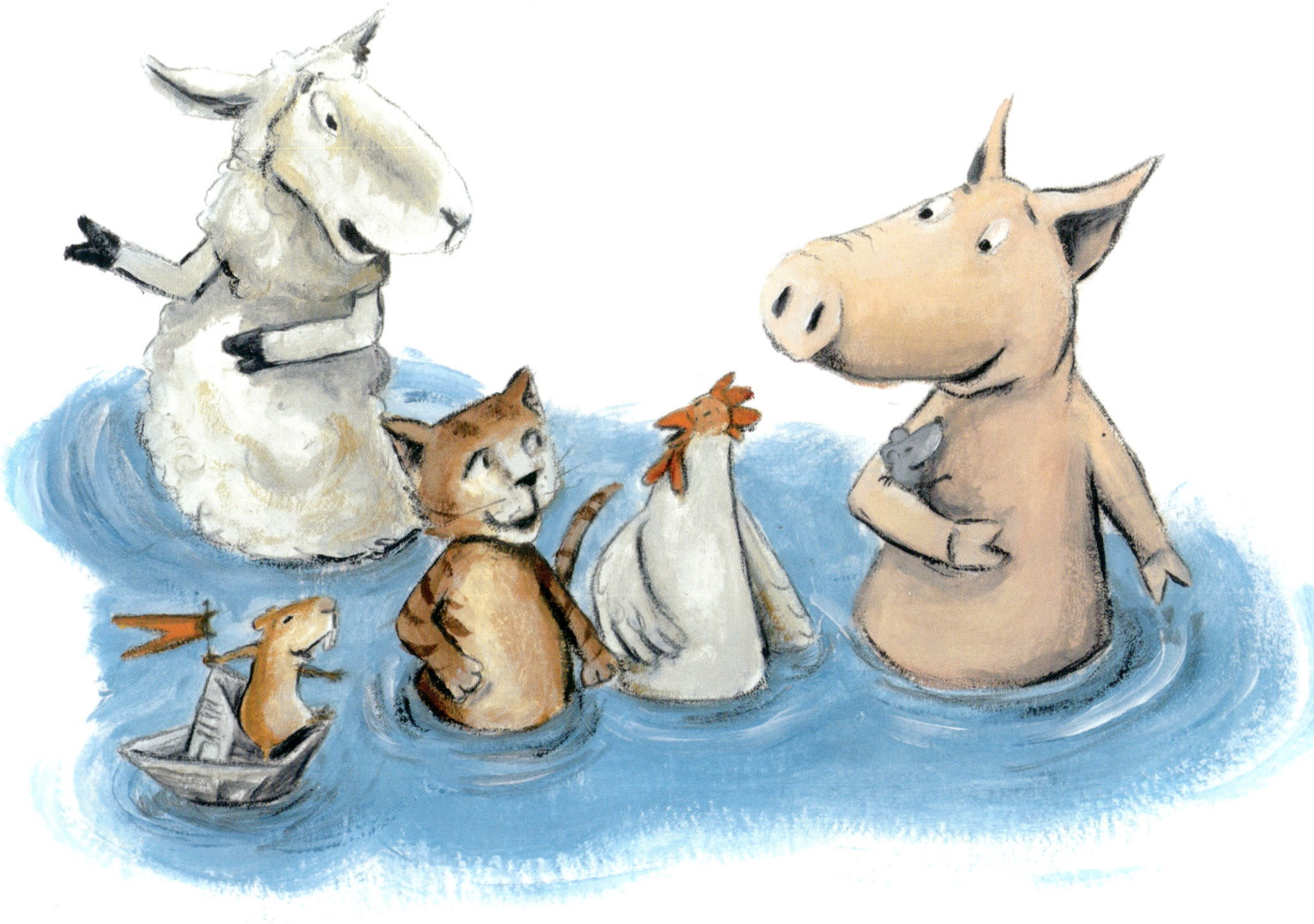

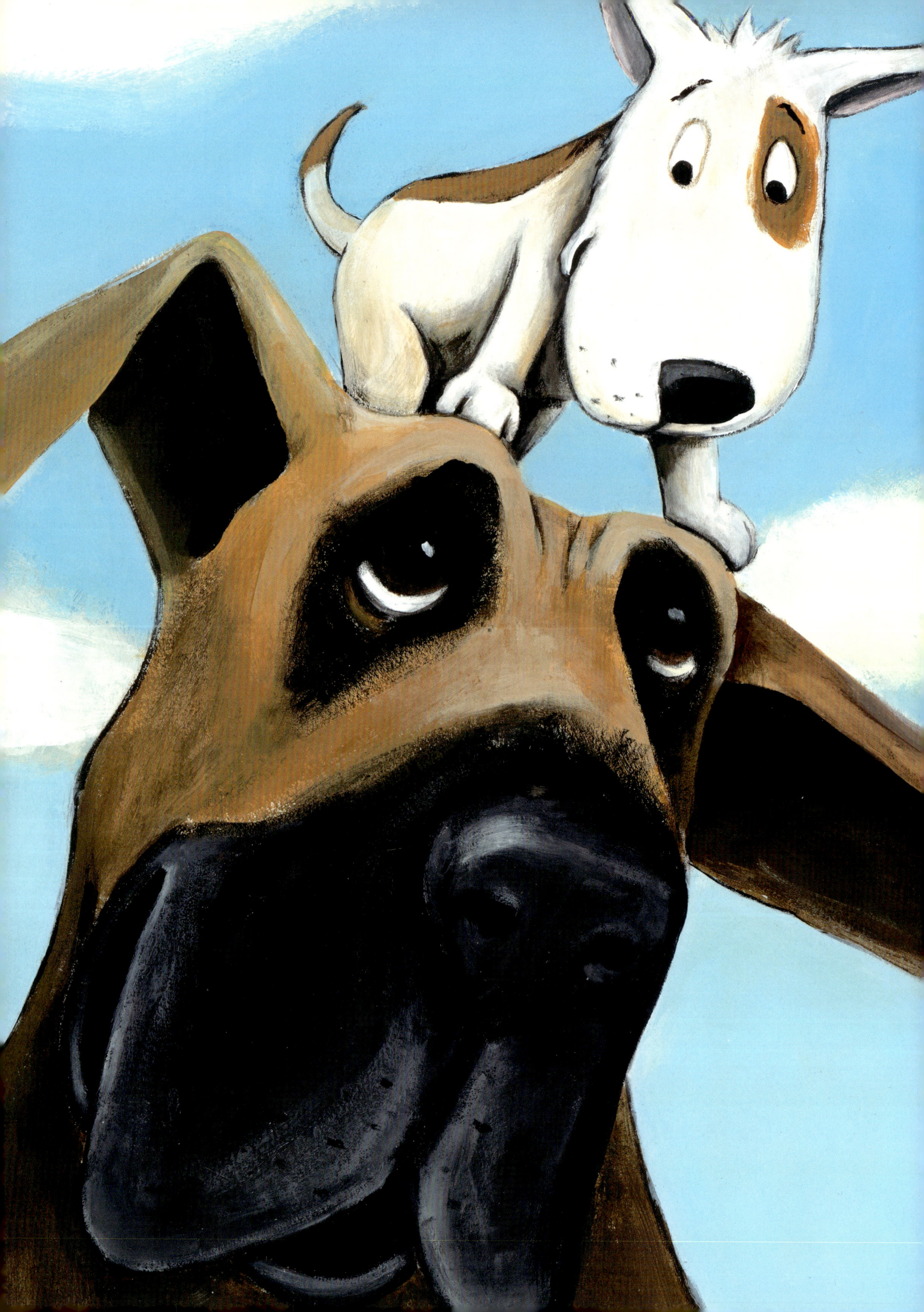

Denn Angst zuzugeben, ist wirklich mutig.

Und mutig sein, ist ein tolles Gefühl. Deshalb fühlt sich Nick nun riesengroß, obwohl er gar nicht gewachsen ist. Die anderen haben tatsächlich zu ihm gesagt: „Das ist aber ganz schön mutig.“ Das hat noch nie jemand zu Nick gesagt! Höchstens: „Was ist das denn für ein Feigling?“
Und wenn Nick so nachdenkt, muss er sich eingestehen, dass die anderen Recht haben – auch wenn es gar nicht soooooooo schwer war, die Angst zuzugeben. Und während Nick darüber nachdenkt, warum er nicht immer schon „ganz schön mutig“ war, hört er Bully sagen: „Ich kann zwar nicht schwimmen, wir können aber zusammen ins Wasser laufen.“

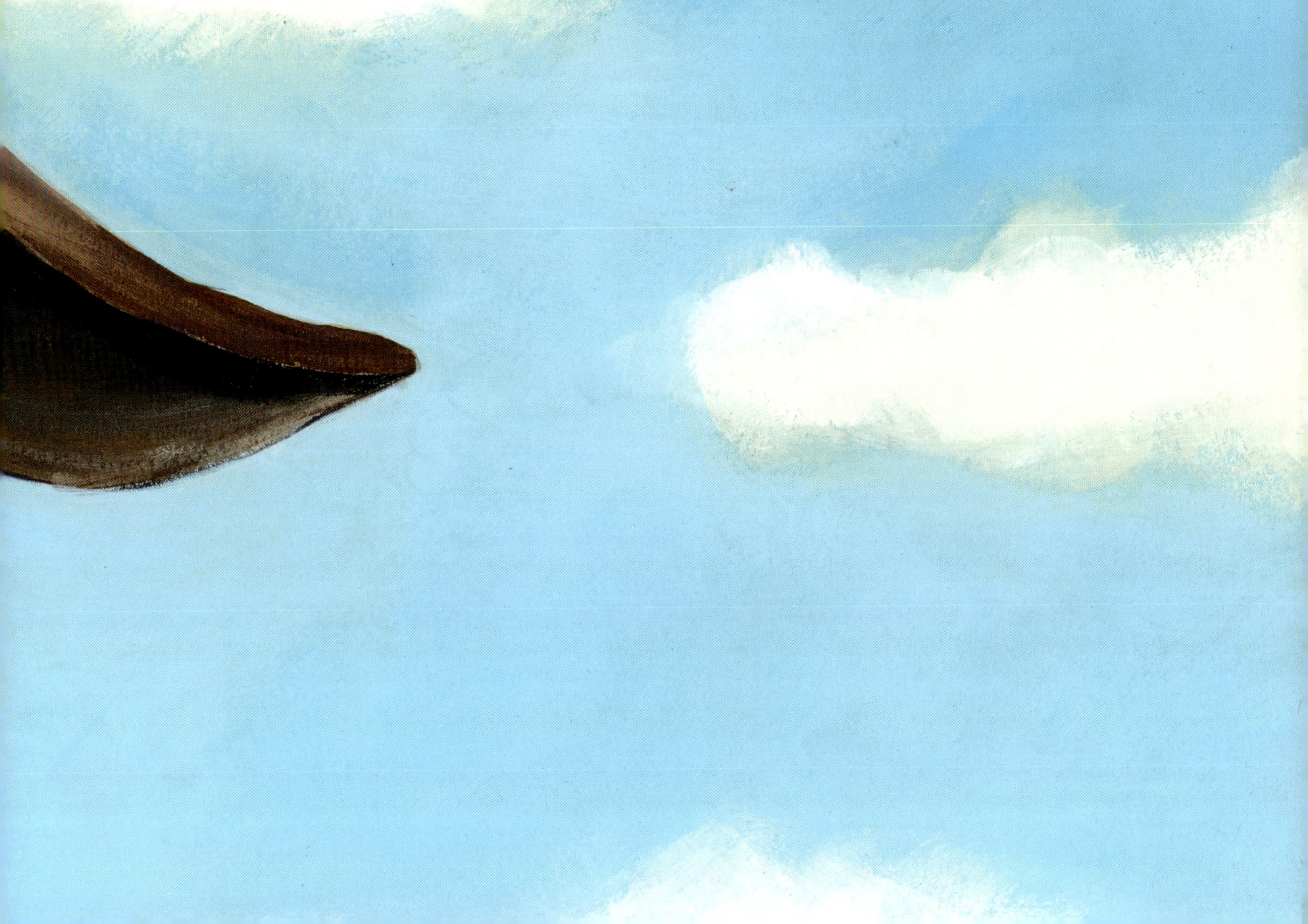

Gut, dass Bully so groß ist. Er steht mitten im See und sein Kopf guckt trotzdem noch raus! Auf dem Kopf sitzt Nick. „Mit dir zusammen traue ich mich sogar fast ins kalte Wasser“, sagt Nick zu Bully. Die anderen Tiere applaudieren. „Und weißt du was?“, sagt Nick zu Bully. „Nächste Woche lernen wir zusammen schwimmen.“

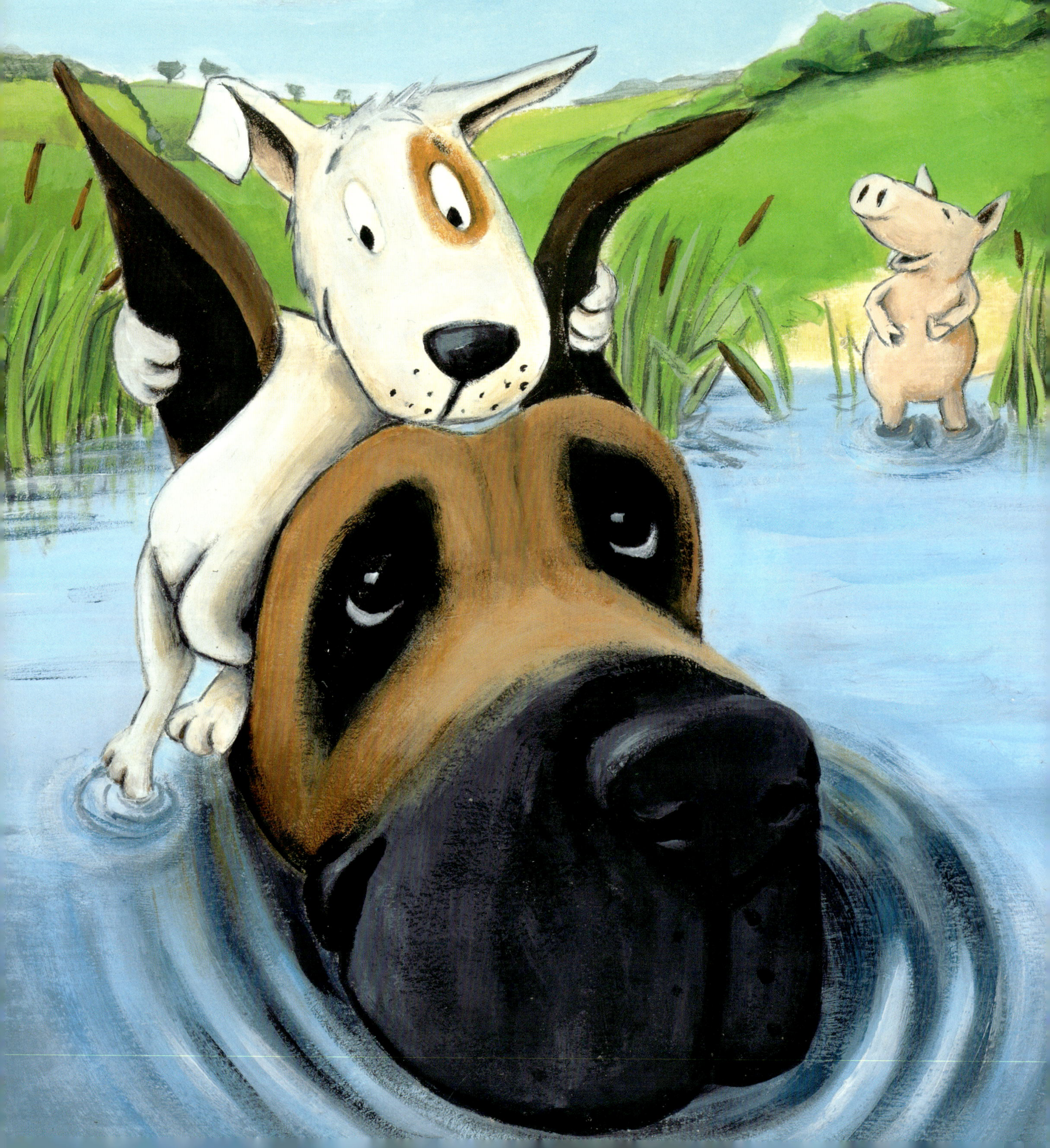

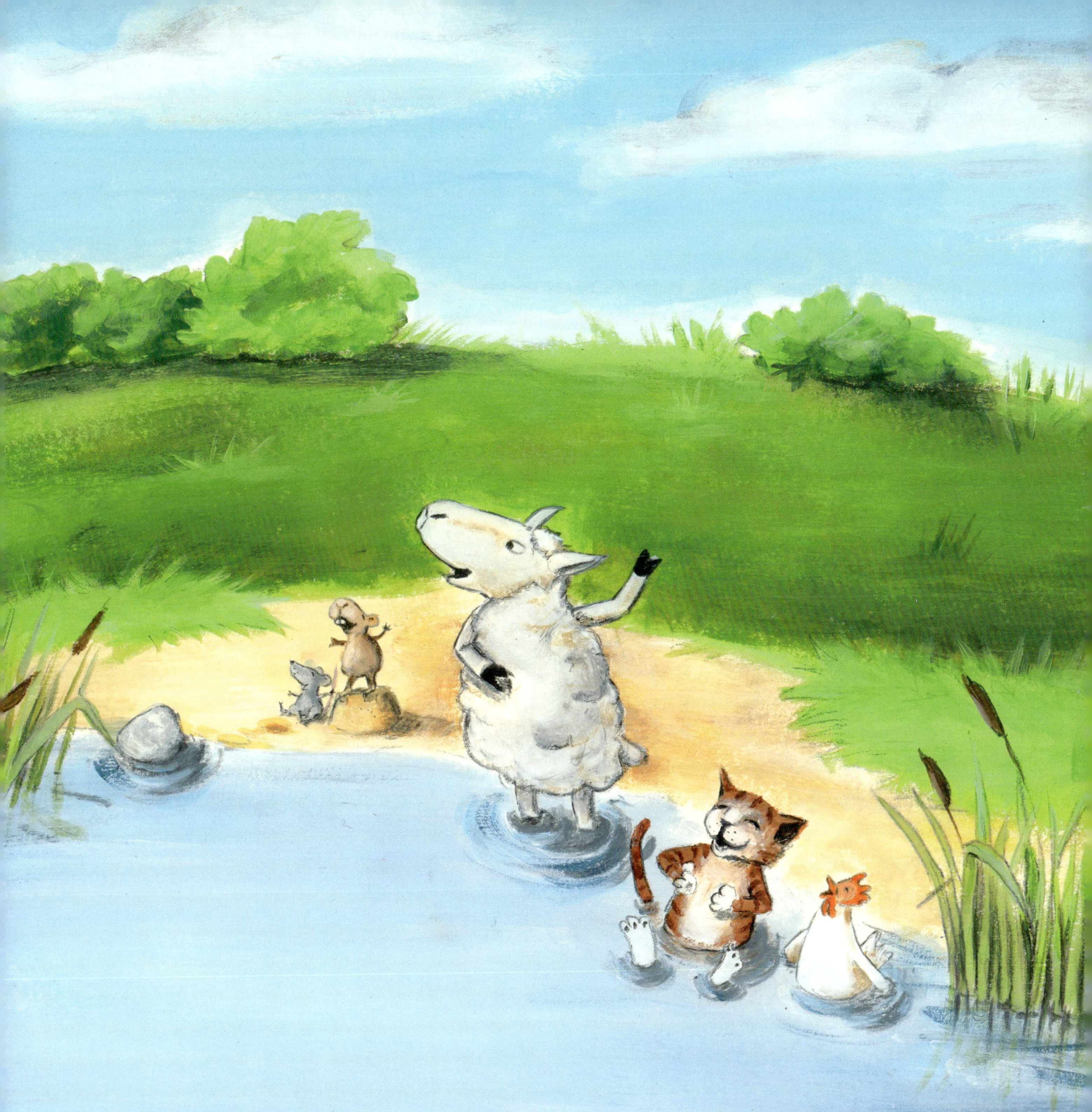

Nun ist der See ein wirklicher Glückssee: Nick ist glücklich, dass er sich endlich was getraut hat. Bully ist glücklich, dass er einen Freund gefunden hat, und die Tiere sind wirklich froh, dass Nick es nicht mehr nötig hat, ständig anzugeben.
Denn er hat das Allermutigste schon gemacht.

Bibliografische Information der Deutschen Nationalbibliothek:

Die Deutsche Nationalbibliothek verzeichnet
diese Publikation in der Deutschen Nationalbibliografie;
detaillierte bibliografische Daten sind im Internet über
http://dnb.d-nb.de abrufbar.

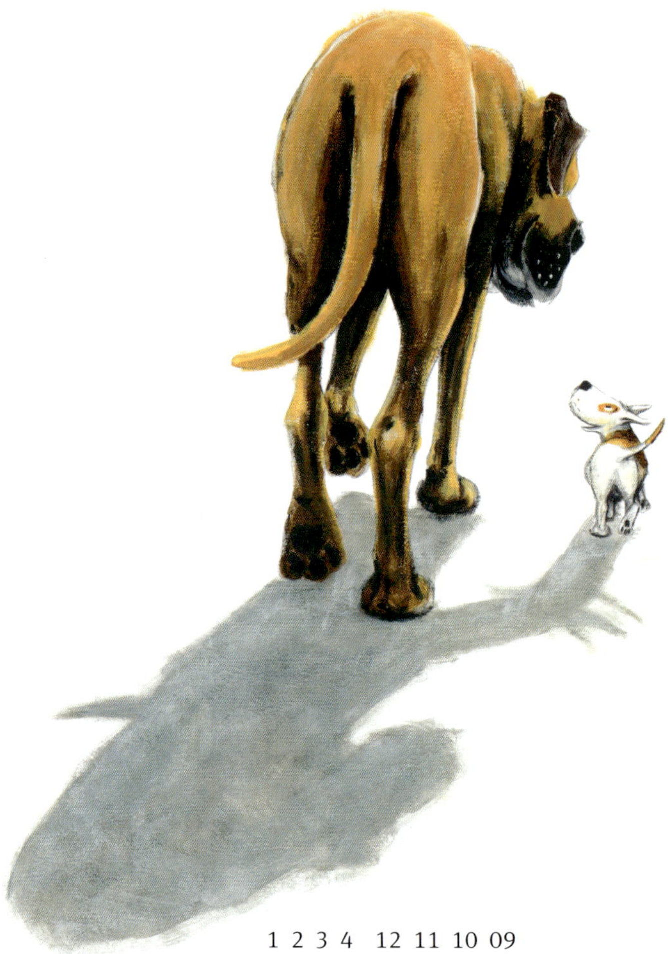

1 2 3 4 12 11 10 09

Otto Maier GmbH
Postfach 1860
88188 Ravensburg
Illustration: Rike Janßen · Text: Thomas Wolff
Redaktion: Sandra Schwarz
Printed in Germany
ISBN 978-3-473-32385-2
www.ravensburger.de